Mastering
Occlusal
Reconstruction

实践

精通咬合重建

解读牙列不齐、牙周病、多牙缺失

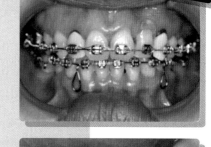

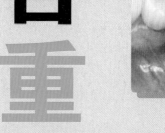

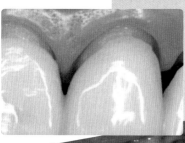

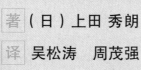

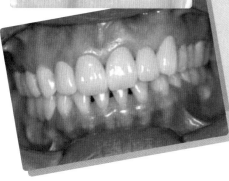

著 （日）上田 秀朗

译 吴松涛 周茂强

北方联合出版传媒（集团）股份有限公司
辽宁科学技术出版社
沈 阳

图文编辑

刘　菲　刘　娜　康　鹤　肖　艳　王静雅　纪凤薇　刘玉卿　张　浩　曹　勇　杨　洋

图书在版编目（CIP）数据

精通咬合重建：解读牙列不齐、牙周病、多牙缺失 /（日）上田秀朗著；吴松涛，周茂强译. —沈阳：辽宁科学技术出版社，2023.6

ISBN 978-7-5591-3026-6

Ⅰ.①精…　Ⅱ.①上…②吴…③周…　Ⅲ.①口腔矫形学　Ⅳ.①R783.5

中国国家版本馆CIP数据核字（2023）第092616号

出版发行：辽宁科学技术出版社
　　　　　（地址：沈阳市和平区十一纬路25号　邮编：110003）
印　刷　者：凸版艺彩（东莞）印刷有限公司
经　销　者：各地新华书店
幅面尺寸：210mm×285mm
印　　张：13.5
字　　数：270千字
出版时间：2023年6月第1版
印刷时间：2023年6月第1次印刷
策划编辑：陈　刚
责任编辑：张丹婷　殷　欣
封面设计：袁　舒
版式设计：袁　舒
责任校对：李　霞

书　　号：ISBN 978-7-5591-3026-6
定　　价：198.00元

投稿热线：024-23280336
邮购热线：024-23280336
E-mail:cyclonechen@126.com
http://www.lnkj.com.cn

中文版推荐序

我应《精通咬合重建——解读牙列不齐、牙周病、多牙缺失》一书的译者吴松涛博士之邀为本译著作序。开始时，我在想，我只是一名口腔正畸医生，为详述咬合重建的专著作序，似乎有些不妥，于是我要来了吴松涛博士的译稿，详尽地阅读了书中内容，出乎我意料的是，我一下子就被上田秀朗医生的这本专著吸引住了。本书也特别符合我的专业，因为在专著中，上田秀朗医生倾注了大量的心血，把自己从事口腔医疗几十年的临床经验，按口腔疾病分为"牙列不齐""牙周病""多牙缺失"三大类，对这些疾病的诊断、设计、治疗进行了系统论述，通过牙体牙髓治疗、口腔正畸治疗、牙周病治疗、种植治疗、固定修复治疗等口腔多学科协作，来进行系统的咬合重建恢复，为患者创建良好的咬合，进而为他们的幸福生活创造条件，这才是我们口腔医生真正的工作目标。

上田秀朗医生在多年从事口腔治疗的职业生涯中，提出了口腔医生的本分就是帮助患者实现"自由而畅快的饮食生活"，这与我本人提出的口腔医生就是要致力于为患者创造终生"咀嚼家乡味道的幸福生活"的理念不谋而合。而要做到这一点，确实需要我们每位口腔医生从基础做起，详细分析每位患者的临床资料，做出正确的诊断设计，制订详尽的治疗计划，与患者进行充分的沟通说明，实施认真而细致的专业治疗，利用口腔多学科的临床知识和理念，通过系统咬合重建，恢复患者的咬合，获得良好甚至完美的治疗效果。

上田秀朗医生在《精通咬合重建——解读牙列不齐、牙周病、多牙缺失》一书中，通过大量的临床病例，图文并茂地详细记录了为三大类口腔疾病患者做咬合重建时所需的临床资料，归纳了这些疾病的诊断设计要点，总结了治疗的关键点，对广大口腔医生在咬合重建过程中全口思维的培养、临床诊疗技术的提升、患者利益最大化的达成等方面都至关重要。

吴松涛博士毕业于日本最顶尖的口腔医学院校——东京医科齿科大学，并获得种植与口腔再生医学博士学位，他本人对咬合重建有着充分的认识和体会，并拥有丰富的种植临床经验，正是由于他专业的知识储备和扎实的日语功底，才使上田秀朗医生的这部优秀著作的中文版译著得以呈现在各位中国读者面前，感谢吴松涛博士。

周彦恒
北京大学口腔医院正畸科 教授 博士生导师
赛德阳光口腔 创始人 首席顾问专家
2023年4月28日于北京

中文版寄语

　　经过辽宁科学技术出版社与中文译者的共同努力，拙作《精通咬合重建——解读牙列不齐、牙周病、多牙缺失》的中文版得以出版，在此对各位相关人士表示由衷的感谢。

　　本书的日语版于2018年出版发行，受到好评后又被翻译成韩语在韩国出版。在牙科医疗发达的当今社会，依然有很多患者存在咬合问题。对于这些患者，本书在大致将其分类为"牙列不齐""牙周病""多牙缺失"的基础上，从正确的诊断出发，详细介绍了治疗计划的确立、对患者的说明，以及治疗的要点等内容，我想这些应该是众多牙科临床医生喜欢看这本书的原因吧。为了能有效利用本书，首先请各位读者把自己想象成书中病例的主治医生，仔细分析初诊时的资料，一边探索治疗要点，一边锻炼出一双可以总览口腔全局并能对患者进行分类的慧眼。更进一步来说，希望大家能将这些病例与自己的临床相结合，使其成为改善实际治疗的参考。

　　我自创立口腔医院以来，接手了大量咬合重建的病例。从这些经验出发，我认为牙科医生的本分就是帮助患者实现"自由而畅快的饮食生活"，并应为此不断打磨自己的知识和技术。我想向年轻的牙科医生们传达的理念是：不要一开始就追求高难的技术和最新的概念，而要重视基础治疗，坚持打磨自己的临床基本技能，切实提高自己的基础水平。另外，要真诚面对患者，持续长期观察治疗效果，将其反馈到自己的治疗上，再加上不断学习新的牙科知识和技术，才能培养出真正的临床工作能力。如果每位医生都能这样去做，那么认真对待牙科治疗的医疗人才就会逐渐增加，全世界的牙科医疗才会蒸蒸日上，变得更有魅力。

　　最后，衷心希望本书可以为大家未来的临床工作助一臂之力。

上田　秀朗

2022年11月

「咬合再構成を極める」中国語版発刊に寄せて

　この度、関係者の皆様のご尽力とご協力により拙著「咬合再構成を極める」の中国語版を刊行の運びとなりましたことを心より御礼申し上げます。

　本書の日本語版は2018年に刊行され、好評のうちに韓国語版も出版されました。歯科医療が発展した現代社会においても、咬合に問題を抱えている患者は多いと思います。そのような患者に対し、「歯列不正」「歯周疾患」「多数歯欠損」という大きな問題を総合的にとらえ、正確な診断から治療計画の立案、患者への説明、治療のポイントなどを解説するという内容が多くの臨床家に読んで頂いている理由ではないかと思います。本書を有効に利用していただくためにも、まずは読者自身が本書の症例の担当医になったつもりで初診時の資料をしっかり観察し、治療のポイントを探りながら全顎を見る目と患者をみる目を養って頂きたいと思います。さらにそれらの症例を自身の臨床と照らし合わせることで実際の症例の治療の進め方の参考にして頂ければと思います。

　私が歯科医院を開業して以来、多くの咬合再構成症例を手がけてまいりました。その経験から、歯科医師の本分は「患者が不自由なく快適に食生活を送る」手助けをすることであり、そのためには技術と知識を磨くことが重要であると考えるに至りました。そして若い先生にお伝えしたことは、いきなり高度な手技や最新のトピックスを追いかけるのではなく、基本的な治療を大事にして基礎レベルを確実に上げていきながら臨床の腕を磨いていっていただきたい、ということです。また、患者と真摯に向き合いながら長期にわたってその経過を見続け、自分の行った治療を振り返ること、それに加えて歯科知識と技術を学び続けることで臨床力は確実についていきます。そのように歯科医療に真剣に向き合った医療人が増え、世界の歯科医療が益々発展し魅力あるものとなっていくことを願っております。

　最後に、本書籍が皆様の明日からの臨床の一助となりますことを祈念いたしまして刊行の挨拶とさせていただきます。

上田　秀朗

2022年11月

推荐语

上田秀朗先生收集整理临床病例，写出了《精通咬合重建——解读牙列不齐、牙周病、多牙缺失》这本优秀的著作。

我与上田先生相识近30年，当初完全没有想到他会成长为如此优秀的临床专家。他最早在北九州市小仓南区开业，并加入北九州齿学研究会，从那时开始他对临床工作的态度就非常积极。一开始他对种植治疗很感兴趣，而且他总会思考如何能将种植牙融入临床治疗并发挥良好的功能。

为了使种植治疗成功，残存的天然牙也必须要保持健康的状态。也就是说，必须把天然牙的根管和牙周都彻底治疗好，才能开始种植治疗。为此，他在根管和牙周方面也都加倍努力，热情钻研。另外，如果没有准确掌握好天然牙与种植牙在病理组织学上的区别，就不应该进行种植治疗。为了能做出在功能和审美上都有良好长期预后的治疗，就必须在种植牙与天然牙的综合治疗方案中构筑起顺畅的咬合。

从上述观点来看，为了能完成通盘考虑到根管、牙周、正畸、审美、咬合等各个方面的整体治疗，在充分的早期治疗结束后，首先要戴用临时修复体，一边对其进行调整，一边改善咬合关系的稳定性，这种操作是十分必要的。而且与这种调整同步进行的根管和牙周治疗的稳步推进也十分关键。

本书从初诊时的诊断开始，将针对患者的说明、治疗的要点、应对方法和操作顺序等一一简明而准确地归纳在一起，把临床医生在进行全口治疗时必须知道的项目都整理记述了下来。书中上田先生从过去的病例中总结出要反思的点，进而加以改善，在最新的临床操作中，将这些改善全部升级成为更简单易懂的治疗方法。

11年前，他将开业地点搬到小仓北区，从那次开业起，他创建了以自己大学的后辈为对象的学习会——上田塾，而这个上田塾今天已经发展成拥有众多会员、具有相当规模的研究会了，成员中诞生了很多著名的临床专家。也许他就是在这个学习会中一边展示自己的临床病例，一边解说自己从口腔整体出发的临床要点和治疗方法，并整理自己从病例结果看到的要反思的点，把这些传授给学习会中学生的吧。我想这种试错的积累正是创作本书的关键要素。

上田先生现在已经成功实现了自己理想中临床医生应有的生活方式，今后也应该会取得更大的进步。本书记载了各种各样的临床病例和在反复的试错中找到的对应各种病例的治疗方法，我从心底对这种努力和热情表达敬意。在接触患者的时候，为了取得患者的信任需要做怎样的说明、应该提供什么样的资料，进而应该采取怎样的治疗方法，要学习这些知识，由衷推荐年轻的临床医生们读一下这部归纳完整又简明扼要的临床病例集锦。

下川 公一
2018年5月

前　言

无论是否有临床症状，其实很多患者都存在着咬合问题。对于这样的患者，进行积极的治疗，可以使其获得良好的口内环境。而为了能让这种环境永远保持下去，就有必要用确切的咬合重建来纠正不良的咬合关系，并调和口颌系统（颞下颌关节、口周肌肉、牙齿及牙周组织）。

实际的患者往往混杂存在着牙列不齐、牙周病、牙齿缺失、副功能等多种病因，而且最近的患者审美需求提高，术者往往都觉得咬合重建是一件非常复杂而棘手的工作。另外，为了做到功能和美观并重的咬合重建，还必须动用各种各样的技术手段。

要在这种一眼看上去就很复杂的咬合重建之中，开辟出一条通向成功的道路，关键就在于仔细检查并明确诊断口颌系统中是哪个部分存在问题，进而针对这些问题，将所需要的技术以合理的顺序组合起来，高效推进治疗。

特别对于那些需要进行全口治疗之后再做咬合重建的病例，为了避免浪费治疗时间和增加不必要的治疗周期，如何合理安排各种治疗的优先顺序并提高整体效率就成为非常重要的课题。

本书将患者的疾病状态分为"牙列不齐""牙周病""多牙缺失"三大类，并结合我多年累积的经验以及对患者长期预后的观察，对每类病症所表现出的疾病特征、治疗方针、临床要点以及复杂患者的对应方法等做以记述。

因此，建议各位读者首先要把自己当成术者，仔细观察初诊时的口内照和放射影像资料，思考这位患者的疾病状态类型以及治疗要点何在，然后再和本书中的"本病例要点"相对照，锻炼全口思维，而不是只看到局部的病症。接下来，以书中提出的病例为模拟案例，思考自己的检查和诊断是什么、治疗计划怎么做、如何跟患者说明、哪些是优先要进行的、需要选择哪些治疗手段。希望大家能一边阅读，一边在自己的脑海中从开始到结束，将整个治疗流程想一遍。

常看到年轻医生在做临床操作时，虽然局部的治疗技术精湛，但思想上却总以为做高难度的操作就可以有完成度很高的病例，或者使用最新的器材和工具就是最新牙科治疗。新的东西固然也很重要，但希望年轻医生们可以用本书展示的病例对照思索自己的临床实践，培养出一双可以观察全口状况来诊疗患者的慧眼。

最后，我从日常临床中遇到的诸多患者身上学到了大量宝贵的经验，在此，也对他们表达由衷的感谢。

上田　秀朗

2018年5月

本书的阅读、使用方法

本章节要解说的病例主题一目了然。

检查、诊断概要和病例的难易度可以在这里看到。

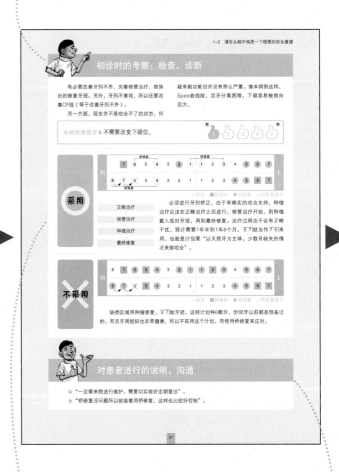

提示初诊时应该提前注意的要点。

笔者采用 / 不采用的治疗计划可以在这里详细确认。

对患者进行的说明、沟通等记录在这个地方。

治疗过程中的详细要点可以在临床要点中确认。

这里展示长期预后效果。

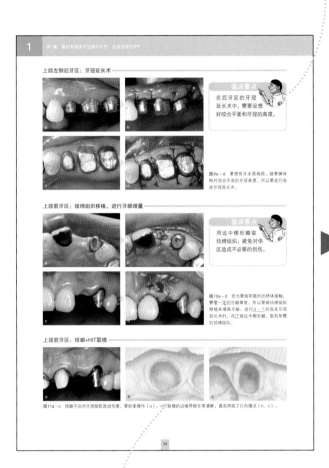

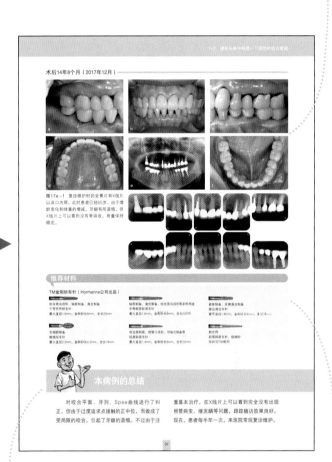

将重要的照片放大，下功夫让大家看清更多细节。

最后简明扼要地总结本病例。

也会随时介绍笔者喜欢用的材料。

目　录

第 **2** 章

从古至今都很难，直面牙周疾患 ┈┈┈┈┈┈┈┈┈┈┈┈┈┈┈┈┈┈┈┈ 105

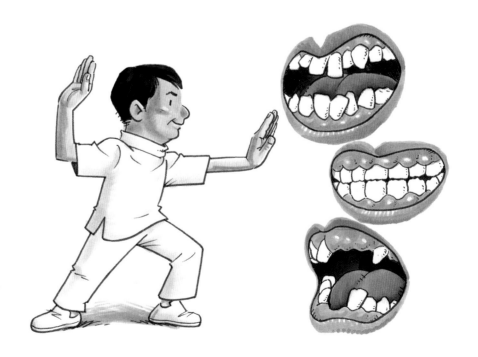

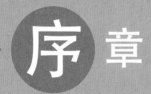

序章

Mastering occlusal Reconstruction

咬合重建的含义

1 认识咬合重建的真正含义

1 前言

对于"吃",或者说进食、吞咽这件事而言,咀嚼运动起到了非常重要的作用。所谓咀嚼,是一种由神经肌肉系统的协作,将食物粉碎成食团的运动,形成食团后,引起吞咽反射才能顺畅地进行吞咽动作。

神经肌肉系统的协作,在这里是指将牙周膜或口腔黏膜上存在的压力感受器所传导的压力信息,以及肌肉或颞下颌关节上存在的本体感受器所传导的位置信息,在中枢整合后,控制肌肉运动,通过咀嚼形成食团,进而发生吞咽等一系列过程。在咀嚼过程中,舌头不断防止食物过早滑向咽喉部,与颊部共同作用将食物保持在牙齿的咬合面上,进行粉碎磨细,与唾液混合形成容易吞咽的食团,但如果咀嚼的循环中存在咬合干扰,神经肌肉系统就会避让干扰,勉强进行咀嚼,这样持续下去就会产生紧张压力。另外,由于咬合或颞下颌关节的异常,或者牙齿缺失等造成咀嚼无法顺畅进行,也会引起肌肉萎缩、感觉衰退、唾液分泌减少等问题。

咬合重建就是恢复神经肌肉系统所控制的顺畅的咀嚼运动,在临床上有很多病例需要这种治疗。

2 笔者理解的咬合重建

一般的咬合重建是针对现有的症状,用某种方法来完成治疗,但真的仅仅这样就可以了吗?比如,对病症进行检查、诊断之后,在下颌的正中位,给磨牙垂直止点,给前牙前伸切道,这样就能让咬合稳定,这种想法如果能严谨又简单地做好也可以,但若想所有患者都用同一种方法去治疗,根本是无稽之谈。

实际的临床中,病症是千变万化的,因此必须要个性化地应对每个病例,这就像登山一样,达到的顶点虽然一样,但经过的路程却是各不相同的。

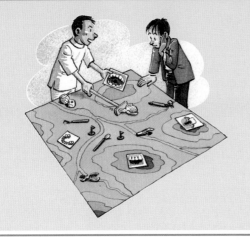

咬合重建(Occlusal Reconstruction)在教科书上的定义

针对在正中咬合位上存在明显的异常,主诉口颌系统有疼痛等症状的患者,用修复手段使其稳定的牙尖交错位与正中关系位一致的临床操作。(引用自文献25·新常用齿科辞典第3版)

表1　进行咬合重建时理想的下颌位和咬合

	理想下颌位和咬合的要素
1	在颞下颌关节，关节窝、关节盘、髁突的位置关系及形态正常
2	稳定的牙尖交错位
3	具有平衡性的恰当咬合平面
4	合适的Spee曲线（图1）和Wilson曲线（图2）
5	左右对称的马蹄形连续的上下牙列
6	可以保证固有口腔容积充足的咬合高度
7	𬌗面形态有可以和髁道斜度相匹配的牙尖斜度以及牙尖夹角
8	左右侧方运动中有同样的咬合模式
9	有自由度的前方和侧方引导

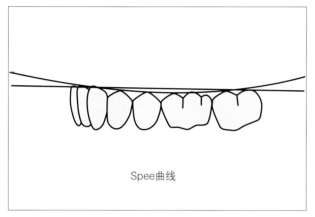

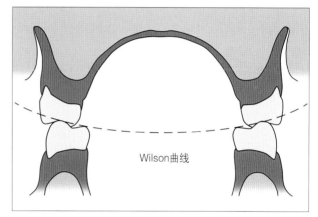

图1　纵𬌗曲线（Spee曲线）。为连接下颌切牙的切缘、尖牙的牙尖以及磨牙的颊尖的曲线，为了防止在全口义齿修复中出现克里斯坦森（Christensen）现象，为了义齿稳定而做出的纵向曲线，在固定修复时如果给予过度的曲线则会导致咬合干扰。

图2　横𬌗曲线（Wilson曲线）。冠状面上观察到上颌及下颌的咬合曲线。下颌的舌侧尖比颊侧尖低，形成凹形的曲线。为了全口义齿的稳定，与Spee曲线一起做出。

　　因此，年轻人应该有年轻人的咬合重建，高龄者应该有高龄者的咬合重建。

　　而且，重要的是不仅要诊断现有的症状，还要推测导致现有病症的原因，并思考未来的风险因素，要以这样的方式去进行咬合重建。举个简单例子，在确认有很大骨隆突的情况下，必须要一边想着未来容易发生牙根折裂的风险，一边去做咬合重建，这样即使牙尖夹角和咬合模式都一样，也必须根据患者的个体差异做出相应设计上的改变。这就是进行咬合重建的关键所在。

3　理想的下颌位和咬合

　　局部修复时，多数情况是不改变现有的颌位来进行治疗的，但对于咬合紊乱需要全口咬合重建的患者，就必须制作临时修复体来寻找水平向、垂直向颌位关系。

　　这里在表1中列举了进行咬合重建时理想的下颌位和咬合。

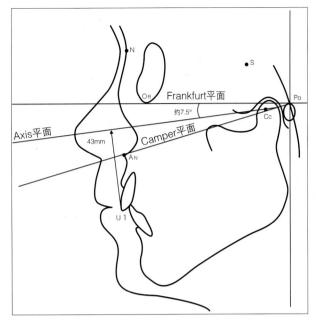

图3　Frankfurt平面，Axis平面，Camper平面。Frankfurt平面是连接眶下缘和左右外耳道的平面，被用作侧位头影分析的基准平面。Camper平面是连接鼻下点和耳屏的平面，被认为是和咬合平面基本平行的修复学平面。Axis平面是上颌右侧中牙切端朝向眶下缘中点上43mm的一点与左右外耳道连接构成的平面，Denar Mark Ⅱ 殆架的基准平面。

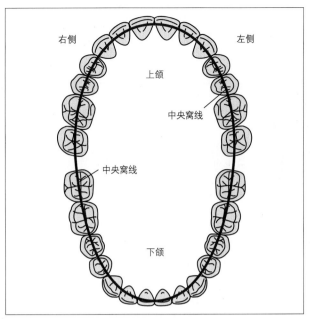

图4　CF线（中央窝线）。连接左右磨牙的近中窝、中央窝、远中窝的曲线，只有形成左右对称并且流畅的马蹄形才算完成了理想的牙列。

需要全口治疗的病例中，很多有咬合平面和牙列的紊乱。因此，进行理想的咬合重建时，在找寻下颌位的基础上矫正咬合平面是非常重要的。

笔者认为假想的咬合平面的基准是Camper平面（图3）。但在实际修复操作时使用的Denar Mark Ⅱ 殆架或PANAHOBY殆架的水平基准面都采用的是Axis平面，所以笔者也因此殆架的原因，要以Axis平面为基准进行修复治疗。顺便提一下，殆架以Axis平面为基准的理由是这样无论从正面还是侧面看的时候，咬合平面都在殆架的中央位置，方便修复操作。

如此，咬合重建就是要以Axis平面为假想咬合平面基准，恢复Spee曲线（纵殆曲线）和Wilson曲线（横殆曲线），构建平衡的咬合平面。

恢复正确的咬合平面，对于追求咬合稳定来说是必不可少的，而且，从牙列来考虑，完成左右对称的马蹄形连续完整的牙列也是重要的。磨牙区的中央窝线（CF线：图4），应该是一条平滑连续的曲线，另外，颊侧的外形高点连线也要注意不能有台阶。

与前牙区相同，在磨牙区也要做出合适的覆殆覆盖。牙尖夹角虽然是由髁道斜度和切道斜度等这些有个体差异的数据所决定的，但即使这样也应该尽量追求没有左右差异的对称性。

在临床上，用临时修复体来寻找下颌位，在决定下颌位之后，用交叉上殆架的方法，尽量真实地将其复制到最终的修复体上。另外，确定下颌位的时候，还要注意口颌系统（牙、牙列，颞下颌关节，口周肌肉，神经肌肉系统）是否出现问题。比如有牙列不齐，就可能有咀嚼运动时的咬合干扰，对颞下颌关节或咀嚼肌群、牙齿、牙周组织都造成负担。另外，有颞下颌关节问题时，要怀疑是否有咬合支持不足、副功能等情况，而神经肌肉系统如出现问题，还会有主诉不知道咬在哪里合适的患者来院求诊。

因此，在进行咬合重建的时候，必须以正确的下颌位为基础，构建理想的咬合关系，获得牙齿/种植体、牙周组织/种植体周组织、颞下颌关节、口周肌肉等相关组织的协调，不增加它们的负担。另外，作为应力缓冲器，副功能和不良习惯也会对口颌系统造成很大的损害，需要多留意观察。

4　美学的考量

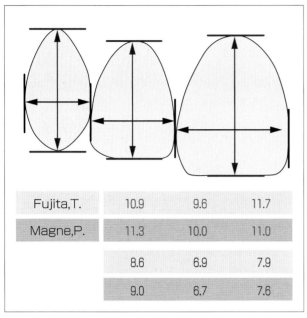

图5　藤田恒太郎、Pascal Magne统计的牙齿平均尺寸。（引用自文献8·上田秀朗，木村英生（2011），有改动）

Fujita,T.	10.9	9.6	11.7
Magne,P.	11.3	10.0	11.0
	8.6	6.9	7.9
	9.0	6.7	7.6

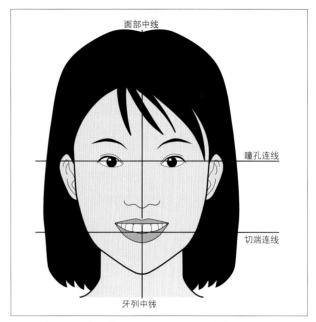

图6　美观性的考量基准。面部中线与牙列中线一致。左右瞳孔连线与切端连线、咬合平面平行。

笔者对于美观性的考量基准，有以下几个要点（图5，图6）：

1. 上颌前牙切缘落在下唇干湿线上。
2. 牙列中线与面部中线一致。
3. 瞳孔连线与切端连线平行。

让上颌前牙切缘落在下唇干湿线上，考虑笑线的同时，在上下唇之间平衡排列上颌前牙，这样不仅可以获得美观效果，而且以切缘的位置作为出发点，也可以设定功能性和美学性良好的咬合平面。

另外，在考虑美观性的时候，也应该熟知适合患者面型的牙齿形态和平均尺寸。

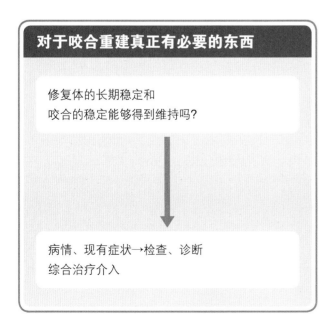

对于咬合重建真正有必要的东西

修复体的长期稳定和
咬合的稳定能够得到维持吗？

↓

病情、现有症状→检查、诊断
综合治疗介入

重建原本的咬合

口颌系统被破坏的原因
　→检查、诊断
所有的方法

· Tooth / Implant
· Periodontal tissue
　/ Peri-implant tissue
· Temporomandibular joint
· Oral surrounding muscle

重新整理关于牙列缺损的应对方法

在咬合重建中，如果有牙列缺损存在，要针对不同病例的具体病症来应对。应对牙列缺损的方法有固定桥、活动义齿、种植义齿等，各有利弊，要综合考虑各种因素，选择最合适的修复方法，即使在同一患者口内的不同缺损处，也可能会应用不同的修复方式组合来进行处置。

首先，患者有自己的要求，医生需要再综合患者的性别、年龄、容貌、骨骼、咬合力、副功能等因素来整体考虑修复方案。再进一步，缺损状态也分游离端缺损、中间缺损，而且有的已经有固定桥修复，有的是两侧都没修复，还有的牙做了根管治疗，有的是活髓牙，有的牙槽骨健全，有的牙槽骨吸收了，必须全盘考虑多种因素再做出相应的选择。另外，如果有缺损存在，邻牙的倾斜、对颌牙的伸长都会加重牙列不齐的症状，进而导致咬合干扰加重，也让修复设计变得更加复杂（图1）。

牙列缺损的主要应对方法

应对牙列缺损的方法有固定桥、活动义齿、种植义齿等，要在把握各种修复方法的利弊之上，根据各种条件，把相应方法的优点发挥到最大来进行治疗。

种植义齿可以不用磨小两边邻牙，单独修复缺损部位，而且可以获得坚实的咬合支持。

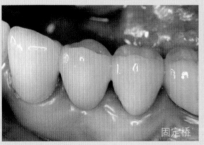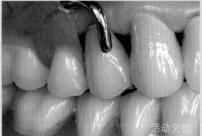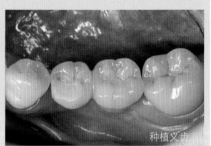

固定桥　　　　　　　活动义齿　　　　　　　种植义齿

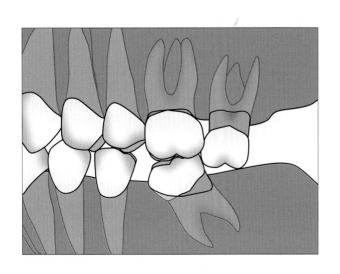

图1　牙齿缺失后放置不管的状态。一旦发生缺牙，邻牙将会向缺牙间隙内倾斜，对颌牙也会伸长。这样咬合平面发生紊乱，咬合干扰加重，要恢复咬合的稳定也变得更加困难。

一般来说，固定桥修复适用于两端的基牙已经被磨小了，而且其牙体、牙周组织都没有问题的情况。特别是在前牙美学区域，桥修复在很多情况下要优于种植修复。这是因为，在狭窄的牙槽嵴中如勉强植入一颗种植体，很容易造成种植体颊侧倾斜，结果导致牙冠过长，造成美学问题。另外桥修复的治疗周期短，也是其优点之一。

但另一方面，桥修复最大的缺点就是必须要磨小基牙，另外还要考虑基牙的牙体、牙周组织状况以及缺损范围等，来决定基牙数目，避免基牙过度负荷而无法实现稳定的咬合。

由于平行度的问题，很多病例中需要对基牙进行局部正畸治疗或根管治疗，对伸长的对颌牙也要进行调磨或修复操作。

而在材料方面也存在金属冠、烤瓷冠、全瓷冠等多种选项，必须考虑强度和美观性来选择适合的修复材料。现在，由于金属过敏和美观性的问题，氧化锆全瓷修复已经成为主流。

活动义齿可以在不对牙齿进行切削或进行其他外科有创治疗的情况下实现缺牙修复，因而在如今的超高龄社会中有着广泛的需求，但其缺点也有很多，比如卡环造成的美观问题、卡环基牙负担过重、异物感和咬合支持不足等。另外，虽然活动义齿患者的缺损形态和缺损范围各有不同，但从咬合的观点出发，由于人工义齿会发生磨耗等问题，要想以此实现长期咬合稳定的状态应该是非常困难的。

在咬合重建需要改变下颌位的病例中，如果是全口义齿，下颌位还可能自由改变，但如果是少数牙缺失，而多数天然牙存留的情况，很多病例会伴有牙齿位置异常和牙列不齐，这样就需要用正畸治疗或修复处置来改变下颌的位置。然而，在多牙缺损的病例中这种方法就很困难了，所以这时笔者会使用覆盖义齿，不考虑少数残存天然牙的位置来进行修复。

种植义齿的优点和缺点

种植义齿的优点

获得确切的咬合支撑
可以单独修复缺牙部位

种植义齿的缺点

承担过重负荷能力弱
对抗感染能力弱
植入过程需要有创外科操作

明确使用种植义齿的目的，将其优点发挥到最大来进行治疗（图2）

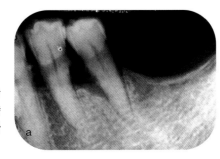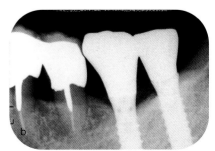

图2a、b　种植义齿可以获得确切的咬合支撑，从而减轻对余留天然牙的负担。特别在游离端缺损的病例中，可以将其优势发挥到最大。

3 Dr.上田作为牙科医生的履历

1970	1980	1990

1981 （22岁）	1983 （24岁）	1983 （24岁）	1985 （26岁）	1987 （28岁）	1990 （31岁）	1992 （33岁）	1995 （36岁）	1996 （37岁）	1997 （38岁）
齿科河原英雄医院种植实习	福冈齿科大学毕业/开始牙周外科治疗生涯	每周在福冈齿科大学口腔外科出勤一天	福冈市博多区山崎齿科医院工作	第一次植入种植体，患者是自己的母亲	北九州市小仓南区上田齿科医院开业	师从下川公一先生：学习根管治疗学	师从筒井昌秀先生：学习牙周病学、修复学	在医院治疗体系中引入正畸治疗/成立上田塾	加入北九州齿学研究会	加入日本颌咬合学会	开始进行上颌窦外提升术

直到40岁都在打磨自己的知识和技术

P.110 病例2-3-01

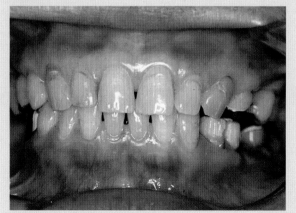

初诊时45岁，女性……1992年。初诊病例。

P.68 病例1-5-02

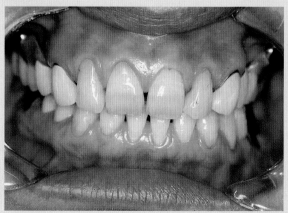

初诊时49岁，女性……1997年。第一次做上颌窦外提升的病例。

2000　2010　2020

2002
（43岁）

参与成立OJ（日本骨结合学会）

2007
（48岁）

购置CBCT和数字化X线设备
搬到北九州市小仓北区

2009
（50岁）

与国外取得联系获取有益资讯
其后与Dr. Roy T. Yanase等交流
就任OJ会长

2010
（51岁）

就任福冈齿科大学临床教授

2014
（55岁）

USC（南加州大学）客座教授

2017
（58岁）

医院导入口内扫描设备

2017
（58岁）

就任日本颌咬合学会理事长

2018
（59岁）

到现在为止

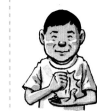

40岁以后开始指导后辈医生，也经常参加国外的学会

P.140　病例2-6-01

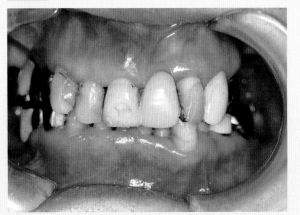

初诊时67岁，女性……2003年。初诊病例。

P.80　病例1-7-01

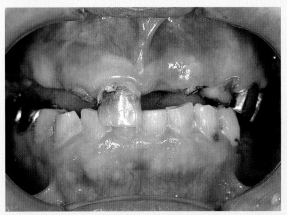

初诊时60岁，男性……2014年。初诊病例。

第 1 章

真的有很多牙齿排列不齐，应该怎样治疗？

1-1 前言：牙列不齐的咬合重建

牙列不齐的咬合重建

对于牙列不齐的病例，进行咬合重建时术者面临的问题是，由于牙齿的位置异常，口内不存在理想的咬合平面、Spee曲线（纵𬌗曲线）和Wilson曲线（横𬌗曲线），因此要想获得稳定的咬合十分困难。另外，很多病例还存在牙齿交错锁结的情况，导致咬合受限，容易引起副功能。

副功能是指在口腔𬌗面系统中产生不良影响的非功能运动，在咀嚼、吞咽、说话以外的牙齿接触，以及口腔的不良习惯（吐舌习惯、偏侧咀嚼等）。一般夜间睡觉时牙齿的接触被称作磨牙症。磨牙症的种类有磨牙（grinding）、紧咬牙（clenching）、反复叩齿发出声音（tapping），其中紧咬牙是对口颌系统过载最大的一类，会引发多种问题。另外，还有牙齿、牙列接触的不良习惯，正常人上下牙齿的接触只在功能运动时发生（咀嚼，吞咽，说话），一天只有17~20分钟。与此相对的，比如在牙齿接触60分钟的情况下，就会对口颌系统造成比正常人大3倍的负荷。

当然，副功能也可能是咬合异常以外的原因引起的，比如患者所受到的各种来自外部环境的压力，针对这些术者用口腔治疗无法解决的问题，有一些行为作为压力阻断器可以获得中枢神经系统和周围神经系统的平衡。但是，这些外部环境的压力，在患者的人生中如果感觉不到还好，一旦压力不期而至，处理起来就会非常棘手。

牙列不齐患者如果有副功能存在，对口颌系统的牙齿及牙周组织、颞下颌关节、口周肌肉都会造成持续性的负荷，引发各种各样的问题。口内可见牙齿有明显的磨耗，牙颈部有楔状缺损，严重的情况会有牙冠的折断、牙根的折裂，以至于需要拔牙。另外，很多情况还可以发现病理性牙齿移动或压低导致的咬合高度降低。牙周组织发生的变化或破坏还包括牙槽骨的膨隆、上颌骨或下颌骨出现的骨隆突、牙龈的萎缩等。

颞下颌关节紊乱综合征中，关节髁突可以发生磨平（flattening）或凹陷（erosion）等形态变化，而且还可以确认到关节盘位置异常及穿孔等病症，急性期还会表现出功能运动时发生疼痛、张口困难、开闭口弹响等临床症状。但大多数的病例，由于转为陈旧性病变，症状常会得到缓解，因此有很多隐性颞下颌关节病的患者存在。像这样，不仅牙齿和关节这些相对脆弱的地方会表现出异常，在咀嚼肌方面，有副功能的患者几乎都会有肌肉挛缩，结果导致头颈部肌肉僵硬疼痛，还会引发偏头痛等。

考虑患者的个体差异也非常重要，比如，面型上有短面型和长面型，短面型患者的咬肌、颞肌发达，使口颌系统更容易发生问题，因此要非常注意这种患者。

2　牙列不齐病例的应对处置方法

作为牙列不齐病例的应对处置方法，首先要对全口牙齿进行正畸治疗，必须先排列平整。但并非所有的患者都能接受正畸治疗，在这种时候，作为备选方案就需要用修复方法来解决问题。然而，单独使用修复来应对，咬合力无法沿着牙轴的方向传递，会导致侧向力产生，由此将增大对于牙齿及牙周组织的负担。特别是对于失活的牙齿，容易造成牙齿折裂。

颞下颌关节病的存在使确定下颌位也变得困难。本来在正中位，下颌髁突应该在关节结节的前上位，这样就把下颌放在了可以做单纯的铰链运动的位置上（GPT-9,2016，图1），但应该考虑到对于颞下颌关节病的患者来说，其正中位已经丧失，所以必须要在一个关节没有负担，咀嚼肌左右平衡的位置上，将牙齿、牙列排齐，建立牙尖交错位。与此同时，需要用𬌗垫或临时修复体，让患者恢复到可以顺畅进行开闭口运动，没有临床症状为止，期间要进行下颌体操和健侧咀嚼等康复措施。如这些措施奏效，几乎所有病例的患侧下颌位都会前移，磨牙区变高。

在对有牙列不齐的关节病患者进行正畸治疗时，在正畸过程中所有牙齿的牙周膜都会产生炎症，进而使紧咬牙等让颞下颌关节负担增加的不良习惯消失，因此会暂时缓解关节病的症状，但此时并不适合立即就要确定下颌位，在正畸治疗结束后临床症状会再次出现，一定要万分小心，谨慎行事。

还有，存在牙列缺损时，如果是Eichner B1型这种还可以确定一定程度咬合支持的病例，就先进行牙列矫正，如果是Eichner B2型以上的，无法建立咬合支持的病例，就要预测好正畸以后的牙齿位置关系，先植入种植体，以期尽早建立咬合支持。无论什么情况，在需要进行咬合治疗的病例中，确立磨牙区的咬合都是关键所在。

再有，对于副功能来说没有有效的处置方法，只能让患者在白天进行认知行动治疗，就是让患者有意识地保持息止间隙，而在睡觉时让患者佩戴夜磨牙𬌗垫。这个𬌗垫的厚度如果超过息止间隙，会激发咬合肌群里的肌梭，诱发紧咬牙，笔者会将1mm厚的树脂板用负压吸引装置做出0.8mm厚的𬌗垫。

不管怎样，在牙列不齐的病例中为了实现咬合重建在功能和美学上的成功，需要特别强调用正畸治疗将牙列排齐。

▼ A maxillomandibular relationship, independent of tooth contact, in which the condyles articulate in the anterior-superior position against the posterior slopes of the articular eminences. In this position, the mandible is restricted to a purely rotational movement. From this unstrained, physiologic, maxillomandibular relationship, the patient can make vertical, lateral or protrusive movements. It is clinically useful, repeatable reference position for mounting casts.

▼ 正中位是与牙齿咬合接触无关的上下颌相对位置，在这个位置上下颌髁突位于关节结节的前上位，做单纯的铰链运动。正中位不是一个受限的位置，从这个生理性的下颌位上，患者可以自由张口，做前方、侧方的运动。正中位是下颌模型在上𬌗架时使用的，临床上有意义的和有很高可重复性的基准位置。

图1　2016年10月，在圣地亚哥召开的美国口腔修复学会上，决定终止《美国口腔修复学用语集（第9版）》中关于正中位的7项定义并列的情况，并发布了"单一的定义"。新定义是由本书笔者翻译为日语的。［引用自文献17·彬田龙士郎（2016）］

01 下颌磨牙区缺损病例

2002年的初诊病例
（ Dr.上田43岁 ）

 1983 2002 2018

| 患者的背景资料 | 患者 50岁，女性 | 初诊 2002年4月 | 主诉 希望牙齿排列变漂亮 |

- 住在附近，父亲是齿科医院的院长。
- 一直都是接受作为牙科医生的父亲的诊疗，但由于父亲年老，即将关闭医院，而且患者知道笔者能做种植，所以转院到这里。
- 性格严肃，不苟言笑。要求整体上能变漂亮。对齿科治疗很感兴趣。

初诊时

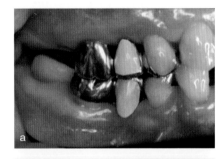
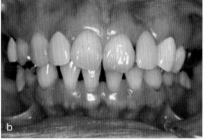
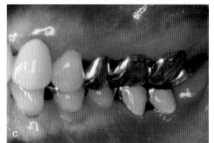
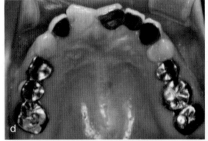
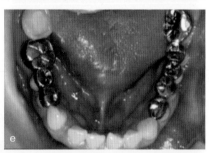

图1a～f 初诊时的口内照及X线片。可以看到有根管欠充，但没有牙槽骨吸收。

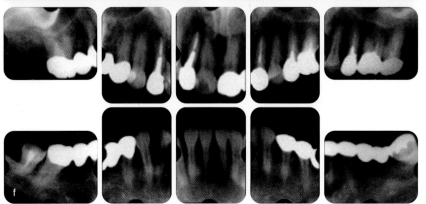

本病例要点

牙列不齐，侧方的Spee曲线很陡。咬合高度没有异常。

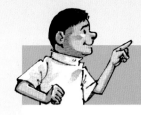

初诊时的考察：检查、诊断

有必要改善牙列不齐，完善根管治疗，替换旧的修复牙冠。另外，牙列不美观，所以还要改善CF线（等于改善牙列不齐）。

另一方面，现在并不是咬合不了的状态，怀疑有副功能但并没有那么严重。像本病例这样，Spee曲线陡，后牙分离困难，下颌容易被推向后方。

本病例难易度▶不需要改变下颌位。

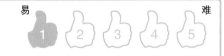

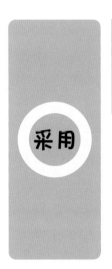

采用

```
         桥修复              桥修复
    7  6  5  4  3  2  1 | 1  2  3  4  5  6  7
R                                           L
    8  7  6  5  4  3  2  1 | 1  2  3  4  5  6  7
         桥修复
```

× 缺失　■种植体　●冠修复　　桥修复基牙

正畸治疗

根管治疗

种植治疗

最终修复

必须进行牙列矫正。由于有确实的咬合支持，种植治疗应该在正畸治疗之后进行。根管治疗开始，到种植戴入临时牙冠，再到最终修复。治疗过程由于会有正畸干扰，预计需要1年半到1年8个月。8 7就当作7 6来用，也就是计划要"以天然牙为主体，少数牙缺失的情况来做咬合"。

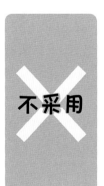

不采用

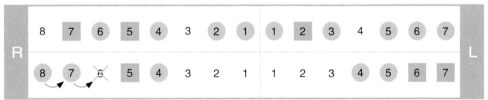

× 缺失　■种植体　●冠修复　　桥修复基牙

缺损区域用种植修复，8 7做牙冠。这样计划种6颗牙。但邻牙以前都是预备过的，而且牙周组织也非常健康，所以不采用这个计划，而使用桥修复来应对。

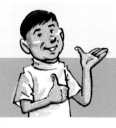

对患者进行的说明、沟通

● "一定要来院进行维护。需要切实做好定期复诊"。
● "桥修复没问题所以就接着用桥修复，这样也比较好控制"。

正畸治疗

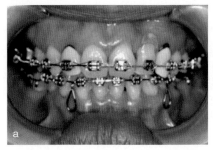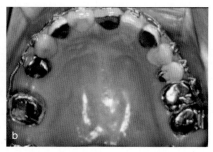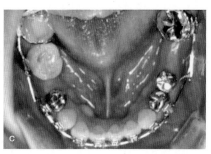

图2a～c 正畸治疗将牙列的不齐和间隙基本改善。虽然只是排齐程度的矫正，但为了保持牙弓的连续性，要设想好修复体（桥体，种植体）的位置后，再移动牙齿。

下颌左侧后牙区：Simplant-3D模拟+试排蜡型

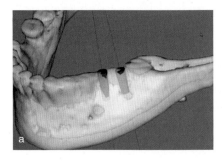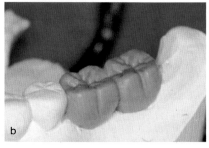

图3a、b 笔者从2002年开始使用CT模拟。这样可以掌握种植体与下颌神经管的距离、牙槽骨宽度和牙槽骨形态等信息。

下颌左侧后牙区：种植一期手术

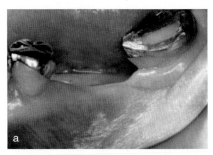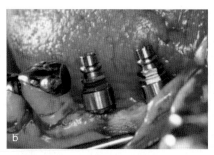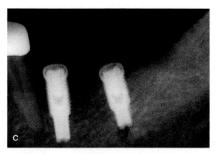

图4a～c 种植一期手术要在充分检查的基础上慎重进行。本病例中，使用了手术导板，将种植体植入到预定的位置上。

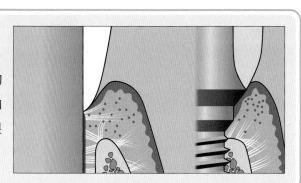

Dr. 上田之眼

种植二期手术的注意点

种植体没有天然牙那样的防御结构附着（结缔组织），所以在种植体的穿龈部位必须覆盖有角化的附着龈组织。

下颌左侧后牙区：种植二期手术，角化龈移植

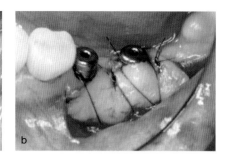

图5a、b　二期手术前。可动的牙槽黏膜已经到达牙槽嵴顶附近，这种状态很难控制菌斑。所以进行了角化龈的移植。

下颌左侧后牙区：为制作基台开窗取模

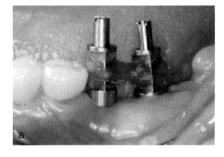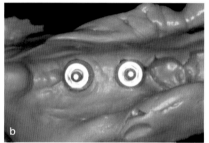

图6a、b　制作种植体的上部结构时，最重要的是种植体之间的位置关系。

下颌左侧后牙区：排龈+HIT取模

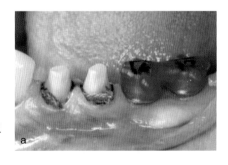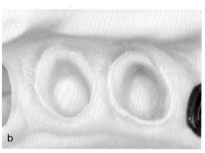

图7a、b　采用筒井昌秀先生发明的HIT取模法，获得清晰的边缘线。

下颌左侧后牙区：临时修复体及最终修复体的戴入

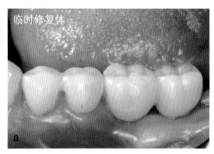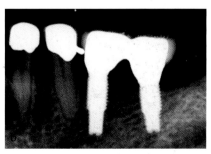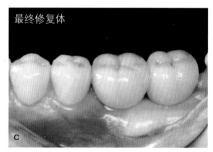

图8a～c　缺牙修复采用种植牙的时候，关键在于将种植体植入到理想的位置上。这将很大程度影响以后上部结构的形态。种植体在合适的位置上，上部结构就可以模仿天然牙的形态来制作。

上颌左侧后牙区：牙冠延长术

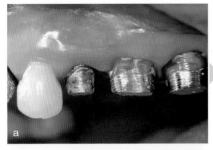
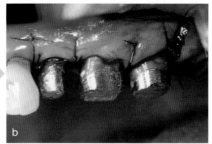

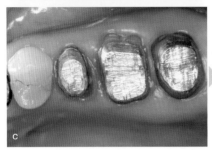
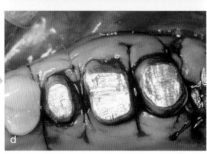

> **临床要点**
>
> 在后牙区的牙冠延长术中，需要设想好咬合平面和牙冠的高度。

图9a～d　要想有牙本质肩领，就要确保相对咬合平面的牙冠高度，所以要进行临床牙冠延长术。

上颌前牙区：结缔组织移植，进行牙龈增量

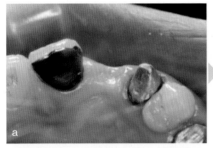
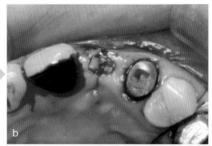

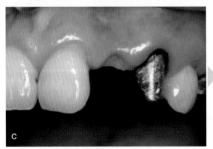
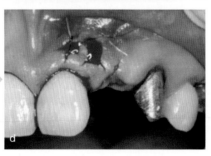

> **临床要点**
>
> 用远中楔形瓣取结缔组织，避免对供区造成不必要的创伤。

图10a～d　因为要做卵圆形的桥体接触，需要一定的牙龈厚度，所以要做结缔组织移植来增高牙龈。进行4—7的临床牙冠延长术时，在7做远中楔形瓣，取到所需的结缔组织。

上颌前牙区：排龈+HIT取模

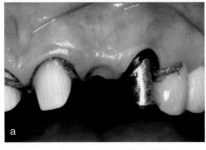
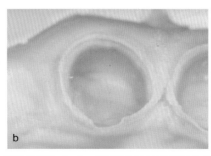
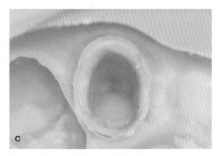

图11a～c　排龈不应对牙周组织造成伤害，要轻柔操作（a）。HIT取模的边缘界限非常清晰，真实再现了口内情况（b、c）。

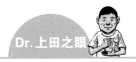

Dr. 上田之眼

用临时修复体摸索美观效果

下唇的干湿界是上切牙切端应该在的位置	牙颈部的龈缘顶点的位置	前牙区牙轴的关系

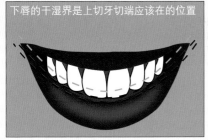 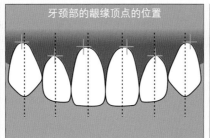 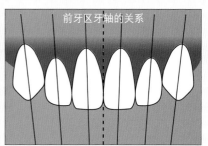

在上下嘴唇勾勒出的空间中，平衡协调地排布上颌前牙。
这样就能获得美观效果。

上颌前牙区：临时修复体及最终修复体的戴入

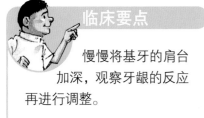

临床要点

慢慢将基牙的肩台加深，观察牙龈的反应再进行调整。

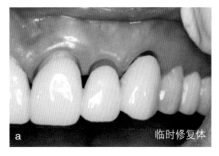

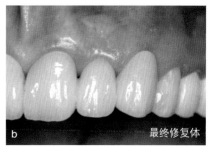

图12a～d 利用临时修复体，调整龈缘轮廓和卵圆形桥底接触区，将牙冠与牙龈边缘相吻合，最大限度防止龈沟内上皮产生炎症。

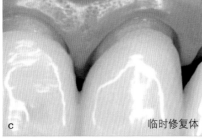

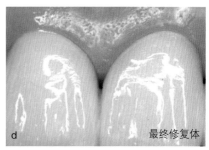

上颌右侧后牙区：种植一期手术

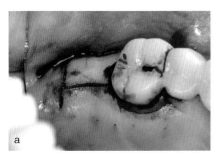

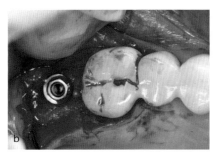

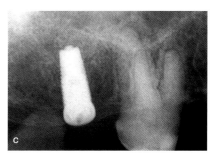

图13a～c 最远中的磨牙特别要留心种植体植入的位置。

上颌右侧后牙区：基台、临时修复体及最终修复体的戴入

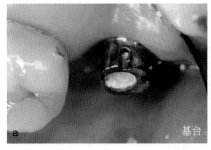
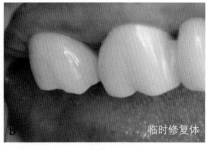
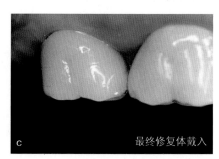

图14a～c 粘接固位修复，固位很重要，如果容易脱位，可以增加固位孔。

治疗结束：最终修复体戴入当天

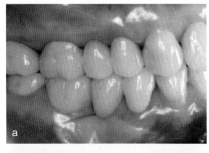
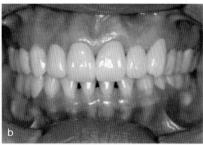
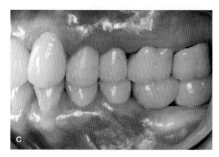

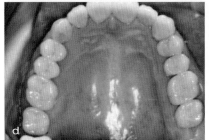
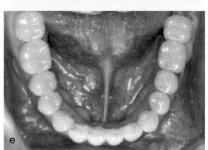

图15a～e 最终修复体戴入当天。恢复了适当的Spee曲线（b、c），纠正了咬合平面，也排齐了CF线（c、d）。

临床要点

进行本病例治疗当时的思路是要追求点接触的正中位，让下颌颊侧牙尖顶端和上颌的斜面相接触，以期实现咬合的稳定，但这样咬合活动就受限了。今天再做的话，会稍微留有余地，让咬合有些自由度。

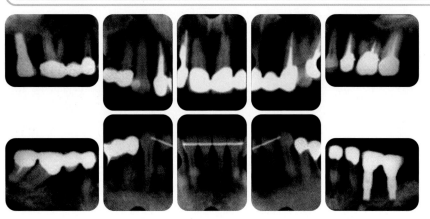

图16 术后的X线片。7虽然近中倾斜，但完全足够用作桥体的基牙。

术后14年8个月（2017年12月）

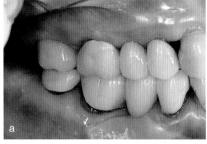
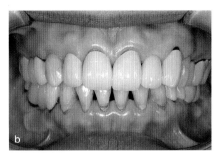
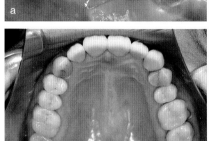
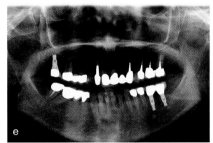
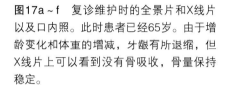
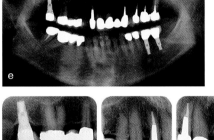

图17a~f　复诊维护时的全景片和X线片以及口内照。此时患者已经65岁。由于增龄变化和体重的增减，牙龈有所退缩，但X线片上可以看到没有骨吸收，骨量保持稳定。

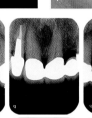
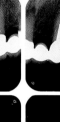
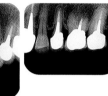
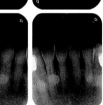
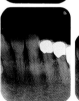

推荐材料

TM金刚砂车针（Hormanns公司出品）

咬合面沟成形、轴面制备、肩台制备
中等斜面短车针
最大直径1.6mm，金刚砂长6mm，全长20mm

轴面制备、肩台制备、咬合面沟成形等多种用途
中等斜面标准车针
最大直径1.6mm，金刚砂长8mm，全长22mm

嵌体制备、舌侧肩台制备
圆边肩台车针
最大直径1.6mm，金刚砂长4mm，全长19mm

舌侧面制备
橄榄形车针
最大直径2.3mm，金刚砂长4.2mm，全长19mm

咬合面斜面、根管口成形、邻接点制备等
轻度斜面车针
最大直径1.4mm，金刚砂长8mm，全长22mm

抛光用
轻度斜面车针、极细砂
形状与T06相同

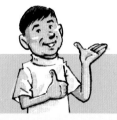

本病例的总结

对咬合平面、牙列、Spee曲线进行了纠正，但由于过度追求点接触的正中位，而做成了受局限的咬合，引起了牙龈的退缩。不过由于注重基本治疗，在X线片上可以看到完全没有出现根管病变、继发龋等问题，跟踪随访效果良好。现在，患者每半年一次，来医院常规复诊维护。

02 单侧游离端缺损病例—为实现长期稳定的充分必要条件—

2004年的初诊病例
（Dr.上田45岁）

1983　　　　　　　　2004　　　　　　　　2018

患者的背景资料　　患者 50岁，女性　初诊 2004年9月　主诉 后牙无法咬东西

- 患者是笔者女儿朋友的母亲。
- 性格温和，做事认真。
- 牙齿折裂，接连拔除，导致后牙无法咬东西。
- 这次希望进行全口整体治疗。

初诊时

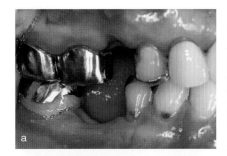 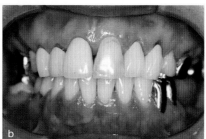 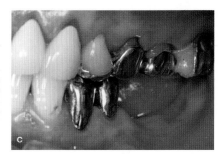

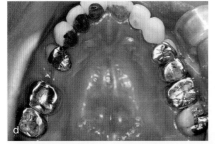 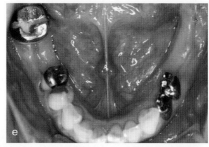

图1a~f　初诊时的口内照及X线片。4|有根尖病变。全口根管治疗都有欠充，牙槽骨轻度吸收。

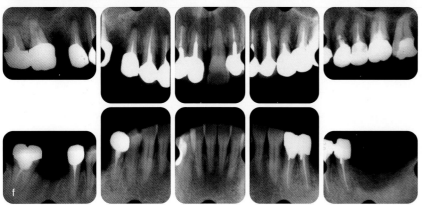

本病例要点

上颌V字形牙弓。
下颌前牙拥挤。

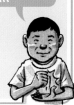

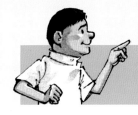

初诊时的考察：检查、诊断

发现全口牙龈退缩，怀疑有副功能。另外全口多处进行过根管治疗，所以如果对余留牙施加负荷，担心会造成牙根折裂。

本病例难易度 ▶	不需要大幅改变下颌位，但疑似存在副功能。

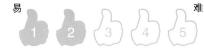
易 难

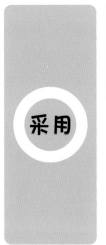
采用

桥修复

7	6	⊠5	4	③	②	①	①	②	③	④	⑤	⑥	⑦

R　　　　　　　　　　　　　　　　　　L

7	⊠6	5	4	3	2	1	1	2	3	④	⑤	6	7

桥修复

×缺失　■种植体　●冠修复　桥修复基牙

重新做根管治疗

重新做桩核

重新做修复体

这些全部进行

重新做根管治疗，桩核、修复体必须全部替换。

由于旧桩核很大，将桩核移除时避免牙根折断是关键所在。

不采用

⑦	⑥	■5	④	③	②	①	①	②	③	④	⑤	⑥	⑦

R　　　　　　　　　　　　　　　　　　L

⑦	■6	⑤	④	3	2	1	1	2	3	④	⑤	■6	⑦

×缺失　■种植体　●冠修复　桥修复基牙

5|和6|计划植入种植体。在桥修复能解决的范围内，就不做种植而使用桥修复加单冠修复来进行治疗，因而种植方案不予采用。

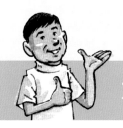

对患者进行的说明、沟通

● 虽然患者自己提出"没有牙的地方想做种植牙"，但如上所述，要建议说"能进行桥修复的地方还是进行桥修复好，这样有充足的支持组织，所以比留下都是单冠要好"。

● "6 7做种植是最好的治疗方法"。

下颌左侧后牙区：种植一期手术

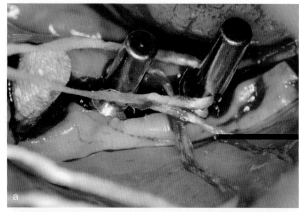

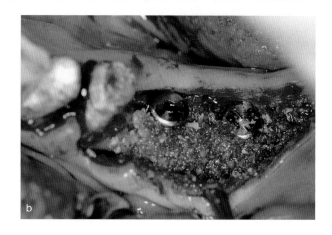

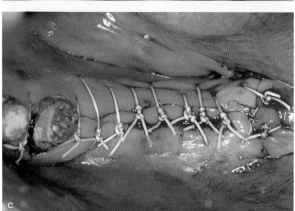

图2a～c　水平骨宽度不足，因此进行了骨增量。为避免牙龈瓣裂开，进行了减张切开，仔细缝合。在GBR操作中，牙龈瓣的一期关闭是关键所在。

牙列矫正

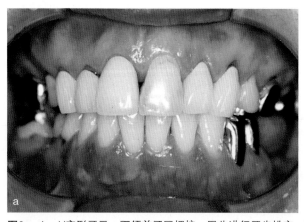

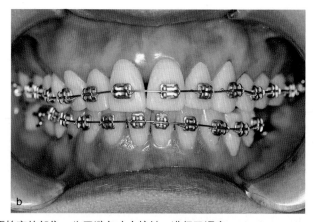

图3a、b　V字形牙弓。下颌前牙区拥挤，因此进行牙齿排齐。有必要抬高的部位，为了避免咬合接触，进行了调磨。

临床要点

由于是修复前的矫正，只是排齐，难度较低。为了托槽的固位，牙冠都换成了临时冠。

上颌腭侧：取角化龈

临床要点

　　想在种植体颊侧获得角化龈附着，就需要将口腔前庭加深，充分修整可动的结缔组织。

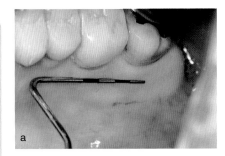

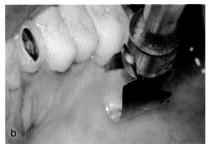

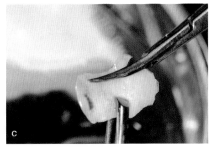

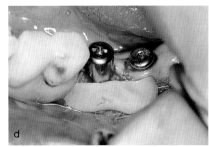

图4a～d　在同侧的上颌后牙腭侧，用卷刃刀柄套装取角化游离龈瓣。角化龈瓣的外周边缘较薄，用剪刀进行修整。

下颌左侧后牙区：缝合

临床要点

　　牵拉颊侧黏膜，确认角化龈瓣稳固。

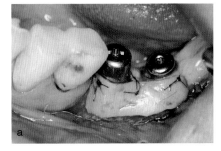

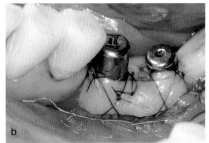

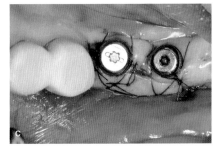

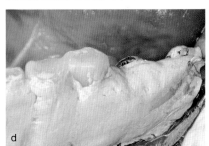

图5a～d　用单纯缝合和交叉缝合将龈瓣固定。

上颌腭侧：供区的处理

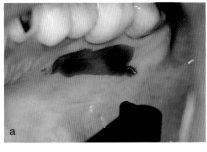

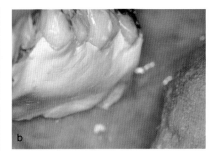

图6a、b　进行充分的止血，创口用外科塞治剂加以保护。

供区、受区：术后10天的状态

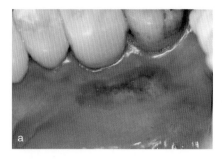
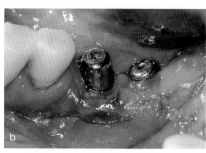

图7a、b 术后10天撤去塞治剂。其后用CO_2激光照射，促进上皮角化。

临时修复体

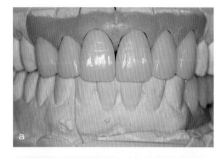
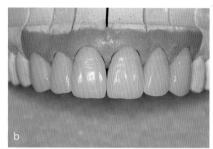
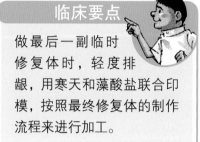
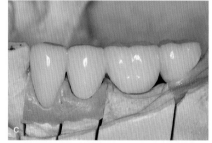
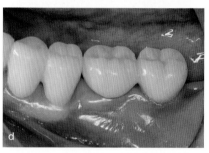

> **临床要点**
>
> 做最后一副临时修复体时，轻度排龈，用寒天和藻酸盐联合印模，按照最终修复体的制作流程来进行加工。

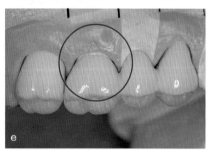
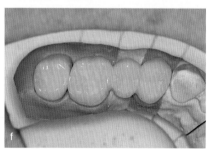

图8a ~ f 最后一副临时修复体。

> **临床要点**
>
> 在这个时候，可以看到 6| 的肩台边缘没有和牙龈吻合。本病例后来对此进行了修正，这种检查是必要的。

上颌右侧后牙区：排龈、取模

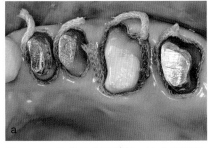 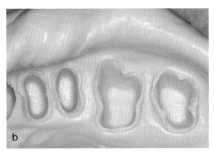 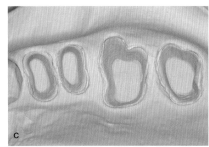

图9a～c 取模时分区进行，追求高精度。考虑牙龈的质量和龈沟的深度，来决定排龈线的深度。根据情况，有时一颗牙齿也会用多根排龈线。

上颌左侧后牙区：排龈、HIT取模

临床要点

排龈是为了避免牙龈的出血，如不仔细进行，印模的细节就取不清楚。

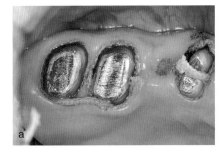 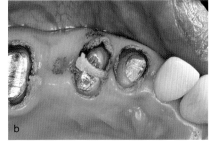

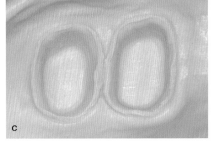 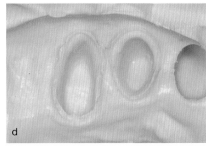

图10a～d 进行与图9同样的取模操作。

上颌后牙区：带金属支架取模

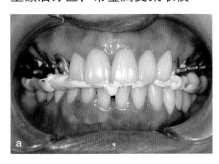 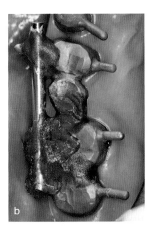 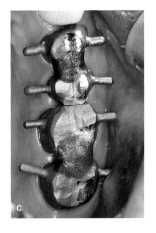

图11a~c 确认金属支架合适后，带支架取模。由于现在本院已经采用氧化锆内冠，所以不再进行此项操作。

上颌前牙区：排龈

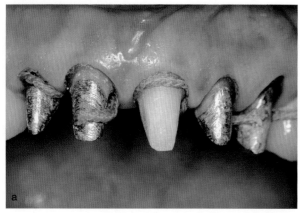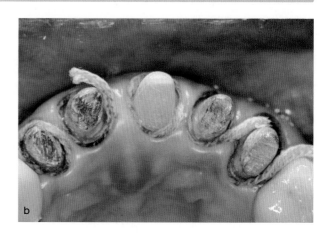

图12a、b 上颌前牙区也和后牙区一样进行相同的取模操作。

上颌前牙区：临时修复体及最终修复体的戴入

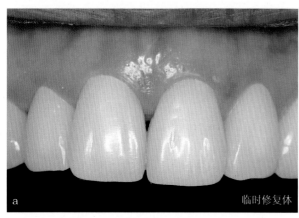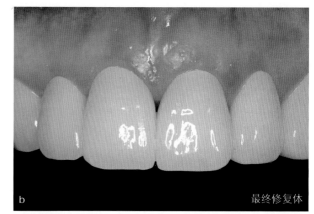

图13a、b 患者对牙冠的形态满意，所以模仿临时修复体的形态制作了最终修复体。

临床要点

临时修复体和最终修复体都委托给同一位技师制作，所以能做出相似的形态。

右侧后牙区戴入最终修复体及再次取模

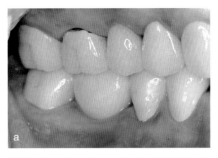
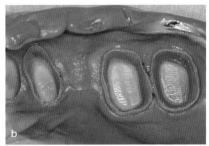
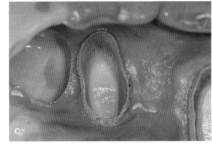
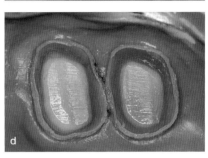

图14a~d　无论如何追求精度，也可能出现如本病例 6| 那样的边缘误差。

临床要点

考虑牙龈的质量和龈沟的深度，来决定排龈线的深度。

右侧后牙区工作模型

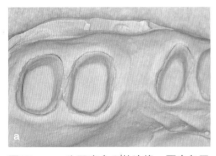
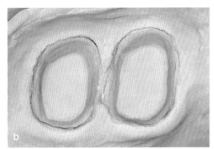
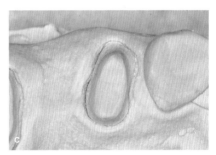

图15a~c　为了吻合 6| 的边缘，再次备牙，取模。

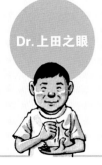

Dr.上田之眼

不存在完全零失误的牙科医生

像本病例 6| 这样，无论什么样的牙科医生来做也难免出现失误。换句话说，根本不存在完全零失误的牙科医生。但有失误不应该睁一只眼、闭一只眼糊弄过去，而应该与患者沟通，必要的时候还要为发生这样的失误郑重向患者道歉，给医生一个重新改正的机会。

戴入最终修复体

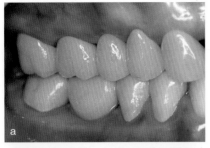
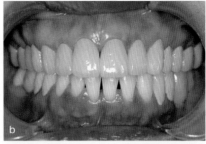
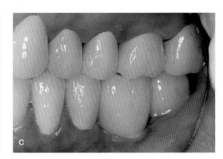
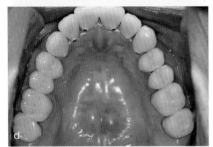
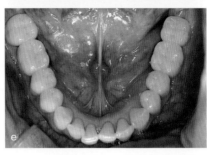

图16a~e　戴入最终修复体时的口内照。纠正了咬合面，获得了左右对称并有连续性的牙弓。

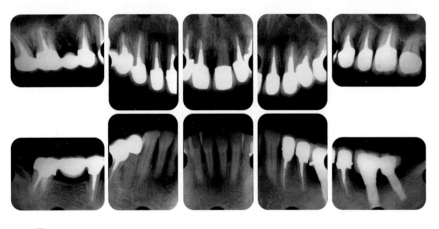

图17　治疗后的X线片。注意在根管治疗、桩核、牙冠边缘密合度等所有方面都不能存在错误。

临床要点

比起治疗周期，术后管理的时间会更长，因此考虑到对于长期稳定性，充分的维护非常重要。

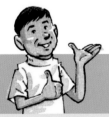

本病例的总结

从本病例中应该学到的是"要获得长期稳定性，根管、牙周、修复等基础治疗的完成度非常重要"。所以，牙科医生应该全身心投入到临床治疗中去。

牙科的临床中，会有一些不尽如人意、意想不到的过程和结果。遇到这样的情况，重要的是真诚对待患者，全力以赴，做到最好。

术后11年4个月（2018年3月）

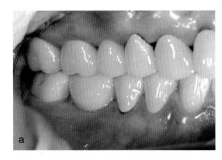
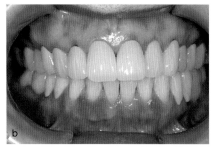
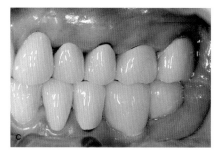

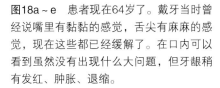
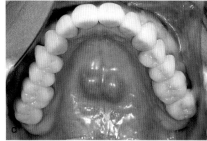
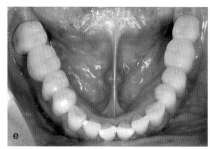

图18a～e　患者现在64岁了。戴牙当时曾经说嘴里有黏黏的感觉，舌尖有麻麻的感觉，现在这些都已经缓解了。在口内可以看到虽然没有出现什么大问题，但牙龈稍有发红、肿胀、退缩。

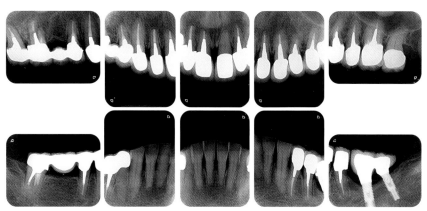

图19　10张根尖片上可以看到牙周组织、种植体周组织都保持稳定。

推荐材料

ULTRAPAK（Ultradent Products, Inc. 出品，ULTRADENT Japan销售）

对于正确的牙龈控制来说，富有弹性的排龈线是必不可少的。用细丝搓成的排龈线有时很难插入到龈沟内，造成排龈不充分。ULTRAPAK使用100%纯棉，编织成无数小环，在取龈下肩台边缘时，更容易排龈。

- 压迫力量充足，与搓捻而成的排龈线相比，可以更容易留在龈沟内。
- 盖子内部有切断器，不用剪刀也可以轻松剪断。
- 包装瓶侧面有3cm、4cm、5cm的标记。
- 长度：244cm。
- 直径：#000（0.89mm）、#00（1.04mm）、#0（1.14mm）、#1（1.25mm）、#2（1.42mm）、#3（1.60mm）。

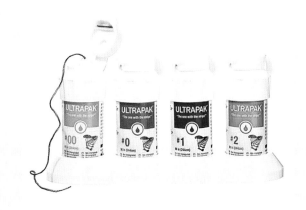

01 游离端缺损病例

2000年的初诊病例
（Dr.上田41岁）

1983   2000   2018

患者的背景资料 ➤ 患者 65岁，女性   初诊 2000年12月   主诉 活动义齿疼痛无法咀嚼

- 性格乖张的患者。
- 讨厌牙科医生，但由于无法忍受义齿的疼痛，没有办法才来院就诊。
- 由于活动义齿疼痛，就摘下不用，一直不戴义齿吃东西。

初诊时

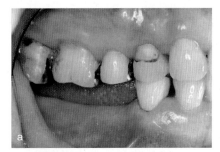 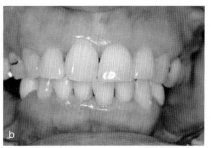 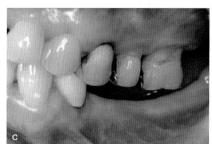

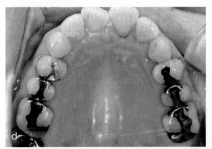 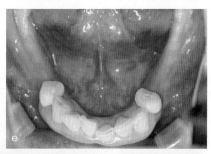

图1a~f 初诊时的口内照及X线片。全口牙列不齐，上颌后牙区有楔状缺损。在X线片上没显示骨吸收。

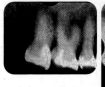 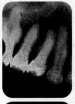 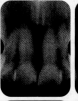 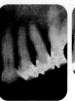 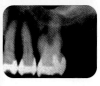

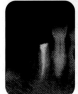 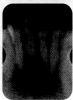

f

本病例要点

双侧游离端缺损的病例。修复空间不足。

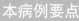 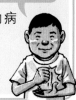

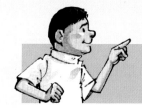

初诊时的考察：检查、诊断

7 6 5|5 6伸长，还存在牙列不齐、咬合紊乱、下颌前磨牙负担过重等问题。左右颞下颌关节处于被压迫的状态。有牙石附着，但没有牙周病，基本未见支持组织吸收。下颌后牙区缺损的原因推测是由于副功能造成的牙根折裂。

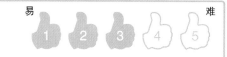

本病例难易度 ▶	必须改变水平向、垂直向的下颌位。	易 1 2 3 4 5 难

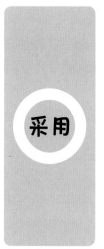

采用

R	7	6	5	4	3	2	1	1	2	3	4	5	6	7	L
	7	6	5	4	3	2	1	1	2	3	4	5	6	✕	

✕ 缺失　■ 种植体　● 冠修复　● 桥修复基牙

后牙区植入种植体

左侧用种植修复为短牙弓

戴入最终修复体

后牙区植入种植体（游离端缺损）。左侧用种植修复为短牙弓。支持组织很健康，所以可以用短牙弓恢复。

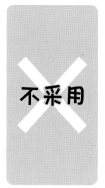

不采用

R	7	6	5	4	3	2	1	1	2	3	4	5	6	7	L
	⑦	⑥	⑤	4	3	2	1	1	2	3	4	⑤	⑥	⑦	
	局部义齿			连冠							连冠	局部义齿			

✕ 缺失　■ 种植体　● 冠修复　● 桥修复基牙

如果做局部义齿，只用4|4做卡环基牙会造成其负担过重，因此必须将4 3|3 4做连冠。建议进行牙列正畸治疗，但患者性格乖张，不同意做正畸。

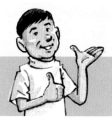

对患者进行的说明、沟通

● 如果想再做活动义齿，"需要把4 3|3 4做连冠哦"。

● 患者始终希望"不要再戴活动义齿了"。

● 做种植，要告诉患者"7没有对应的上颌牙，所以可以不用植入"。

Dr. 上田之眼

颞下颌关节病的临床症状

1. 颞下颌关节附近有疼痛。
2. 无法大张口（或者是因为疼痛无法张口）。
3. 开闭口时发出奇怪的声音（咔哒、沙沙等）。

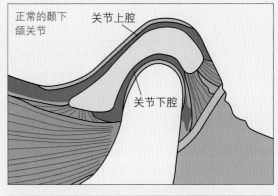

正常的颞下颌关节　关节上腔　关节下腔

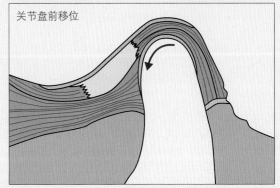

被压迫的状态　　　关节盘前移位

持续对颞下颌关节施加负荷，关节的状态会发生变化。关节盘会向前方、后方、内侧方移位，髁突会发生磨平（flattening）、凹陷（erosion）等器质性改变。

左侧：种植体植入

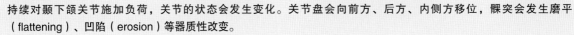

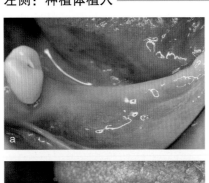

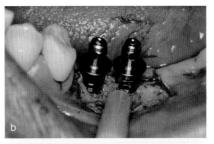

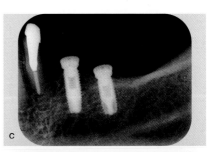

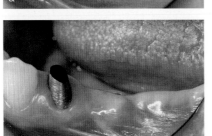

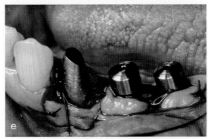

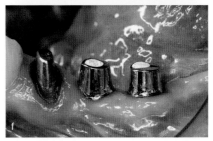

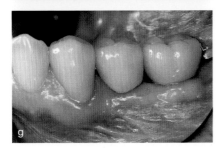

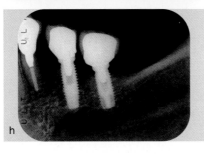

图2a～h　种植一期手术正常植入。二期手术中，将仅剩的少量角化龈向根尖方移动。4⃣同时做临床牙冠延长术。

右侧：种植体植入

临床要点

即使是简单的手术，如果不考虑切口设计就去做也会导致失败。

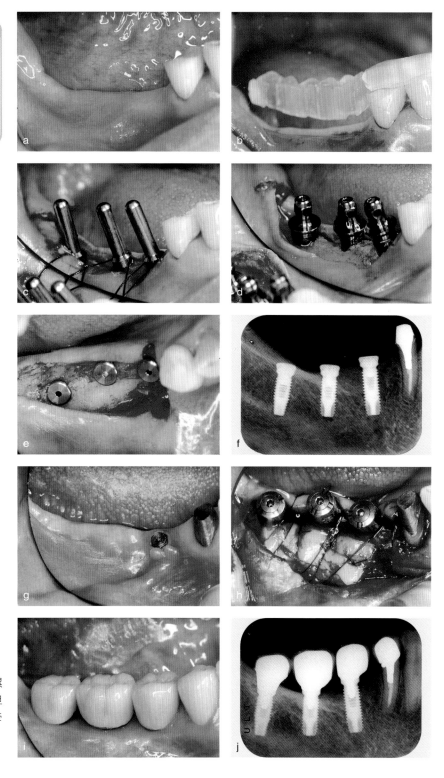

图3a~j　种植一期手术后，$\overline{5}$ 的覆盖螺丝暴露。这当然有局部牙龈薄的原因，但也有垂直切口设计错误、$\overline{4}$ 的颊侧系带牵拉等问题。现在会在 $\overline{4}$ 的龈沟内做切口，而避免做垂直切口。

术后

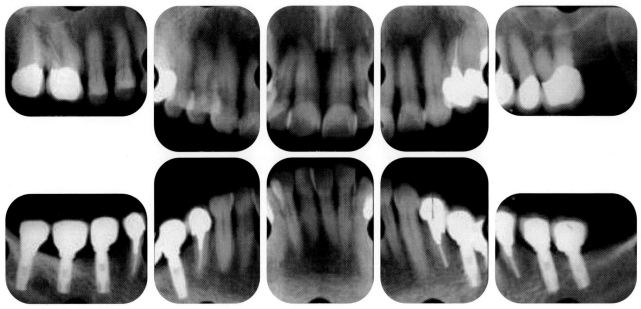

图4　术后X线片。没有发现骨吸收和牙周膜增宽，状态稳定。

治疗结束：最终修复体戴入

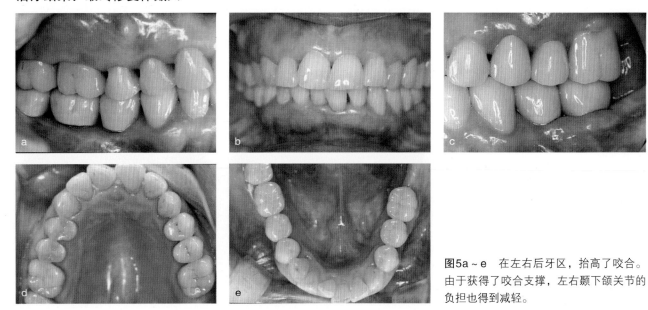

图5a～e　在左右后牙区，抬高了咬合。由于获得了咬合支撑，左右颞下颌关节的负担也得到减轻。

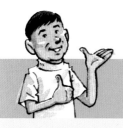

本病例的总结

在游离端缺损的病例中，咬合支撑不足导致颞下颌关节负担加重。种植修复可以提供坚实的咬合支撑，能够减轻颞下颌关节的负担，相当有效。在游离端缺损的病例中种植是修复缺损的第一选择。但遗憾的是，这位患者不听医生的建议，后来都没有来院进行复诊维护。

推荐材料

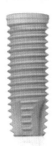

3i Parallel Walled（柱形）种植体（Zimmer·Biomet·Dental出品）
3i 柱形种植体有独特的ICE自攻性设计，在T3及OSSEOTITE Certain内连接和外连接的种植体上都有应用。另外，3i的T3种植体复合了各种粗糙度的表面性状，形成了现代版的混合表面。而且，平台转移的特点使种植体和基台的连接（IAJ）向内侧移动，确保了与结缔组织之间的生物学宽度，有利于维持边缘骨高度。

01 伴有牙列不齐的颞下颌关节病

2005年的初诊病例
（Dr.上田46岁）

1983 ———————— 2005 ———————— 2018

| 患者的背景资料 ▶ | 患者 39岁，女性 | 初诊 2005年3月 | 主诉 左下疼痛 |

- 性格沉静温和。
- 极端恐惧（齿科恐惧症+对疼痛的恐惧感强烈）。
- 另一方面对于齿科的治疗，有坚持到底、将自己的牙治好的意愿。

初诊时

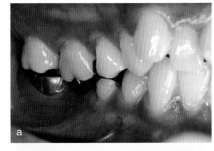
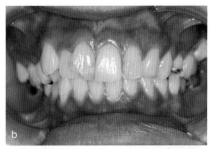
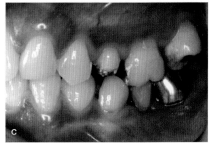
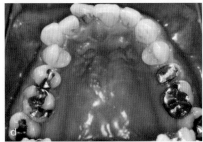
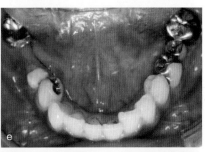

图1a~f 初诊时的口内照及X线片。7|有明显骨吸收，其他部位牙槽骨稳定，5|可见有根尖病变。

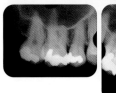
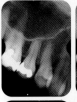

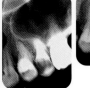
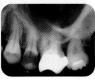
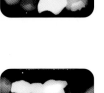
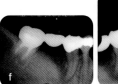
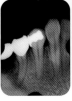
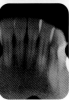
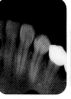
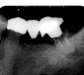

本病例要点

因为有左侧的颞下颌关节病，所以用左侧偏侧咀嚼。

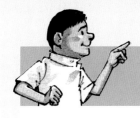

初诊时的考察：检查、诊断

本病例可见6|67缺损，根尖病变，牙列不齐，咬合平面紊乱，牙列、牙齿交错锁结，下颌位向左偏移，左侧颞下颌关节病。右上的侧方牙列向内侧倾斜。

下颌牙由于左侧偏侧咀嚼，向舌侧倾斜。左右后牙边缘嵴有台阶。|7是锁𬌗的状态。牙周组织健康。

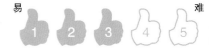

本病例难易度 ▶	需要对患有颞下颌关节病的患者进行正畸治疗。	易 1 2 3 4 5 难

采用

	嵌体			拔牙										嵌体
R	7	6	5	✕	3	2	1	1	2	3	4	5	6	7	L
	7	6	5	4	3	2	1	1	2	3	4	5	6	7	

✕ 缺失　■ 种植体　● 冠修复　桥修复基牙

正畸治疗

6̲7̲种植

6̲种植

进行正畸治疗后，在后牙区的6̲7̲植入种植体。下一步，在6̲也植入种植体。考虑到患者的年龄，倾向于不做桥修复，所以做了这样的治疗计划。

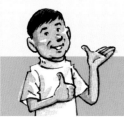

对患者进行的说明、沟通

- "必须做正畸治疗"。
- "治疗周期会比较长"。
- "我觉得您很有耐心，请坚持完成整个治疗"。

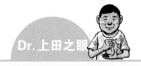

Dr. 上田之眼

牙列不齐和不良习惯

本病例中，对于左上颌，有必要改善其不良习惯。托腮或侧卧等来源于口腔之外的压力，也可以导致牙列不齐。下颌是由于偏侧咀嚼造成的舌侧倾斜（表1，表2）。

像这样的牙列不齐和不良习惯，在各病例中都必须给予充分注意。

表1　牙列不齐的种类

先天性	·牙弓长度不调 ·骨性牙列不齐	后天性	·成长发育期、成人 ·不良习惯造成的牙列不齐

表2　不良习惯对照表

✓ 偏侧咀嚼	✓ 托腮	✓ 睡眠习惯	✓ 唇舌异常习惯

引用自文献19·简井照子，西林滋，小川晴也（编著）（2020），有改动

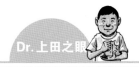

Dr. 上田之眼

颞下颌关节病的分类（表3）和治疗法

正畸治疗开始后，全口牙的牙周膜都会有炎性反应，所以患者没办法紧咬牙了。因此，颞下颌关节病的症状得到暂时缓解（表4）。

本病例中，由于种植修复提供了咬合支撑，患者现在可以用健侧咀嚼了（表5）。

表3　颞下颌关节病的分类

Ⅰ型	咀嚼肌疼痛
Ⅱ型	颞下颌关节疼痛
Ⅲ型	颞下颌关节盘移位 　a. 可复位性 　b. 不可复位性
Ⅳ型	变形性颞下颌关节病

表4　颞下颌关节病的治疗

·咬合板
·咬合调整
·修复治疗
·正畸治疗

表5　颞下颌关节病的康复

·健侧咀嚼
·下颌体操
·张口训练

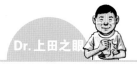

Dr. 上田之眼

牙列不齐和不良习惯

对于轻度的颞下颌关节症状，不要强行治疗，按照下文所述的下颌体操或"啊咿呜掰"体操练习也可以缓解。如果是有疼痛就不要做，切记不要强行操作。

下面的下颌体操，每一种动作以每天做3次为目标，在能力范围内进行。最初，可能无法顺利地放松下来，很多时候一不注意就咬起来了，但做着做着就习惯了。

下颌体操

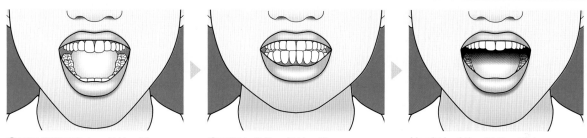

①尽量把嘴巴张大，保持15秒。　　②下颌向前伸，保持15秒。　　③下颌向后缩，保持15秒。

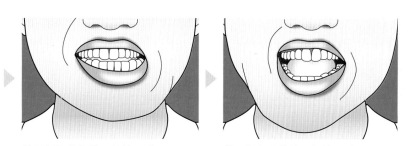

④下颌向右偏移，保持15秒。　　⑤下颌向左偏移，保持15秒。

一套动作每天做3次，坚持做1周左右

"啊咿呜掰"体操

啊	嘴张大发"啊"
咿	嘴向两边咧发"咿"
呜	嘴用力向前嘬发"呜"
掰	吐舌头向下伸

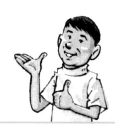

引用自文献4·今井一彰（2015），有改动

开始牙列正畸治疗后的变化

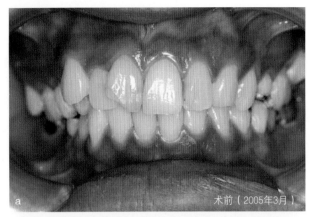

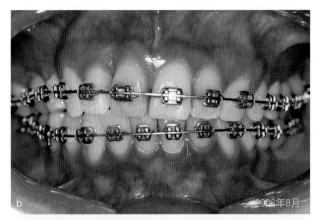

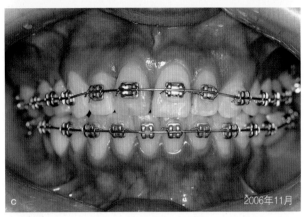

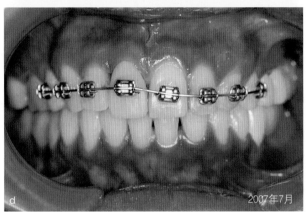

图2a～d　获得咬合支撑，改善了牙列不齐。为了获得美观效果，进行局部矫正，最终得到排齐整平的改善效果（d）。

临床要点

对有颞下颌关节病的患者进行正畸治疗时，最关键的是要注意下颌位的变化，始终思考运动的终末位。

治疗后的口内照

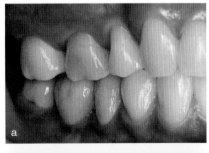

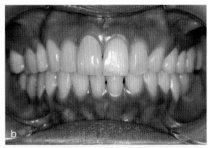

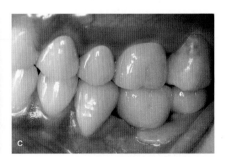

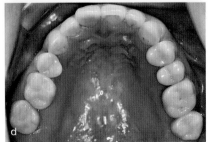

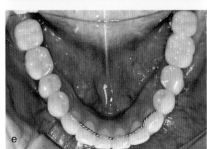

图3a～e　治疗后的口内照。咬合平面排齐，牙弓有连续性且左右对称。边缘嵴的台阶得到改善。

术后的侧位头影和全景片

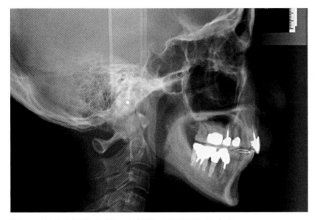

图4　术后的侧位头影。应该注意下颌位的变化。

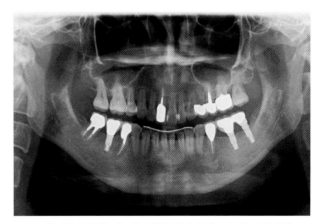

图5　术后的全景片。⌐7的支持组织有吸收，还在随诊观察。

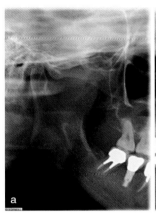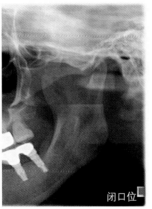

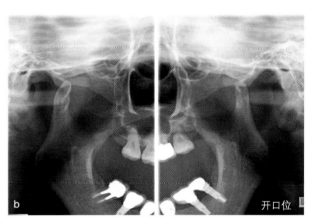

图6a、b　颞下颌关节在全景片上的开闭口位影像。髁突有吸收，开口时越过关节结节，具有充分的活动性。开闭口没有问题。

临床要点

维持了咬合高度，未见气道狭窄。

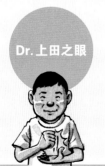

Dr. 上田之眼

颞下颌关节病的正畸治疗

对于颞下颌关节病的正畸治疗，最关键的要点是找到最终的下颌位。

术后10年4个月口内照及X光片（2018年3月）

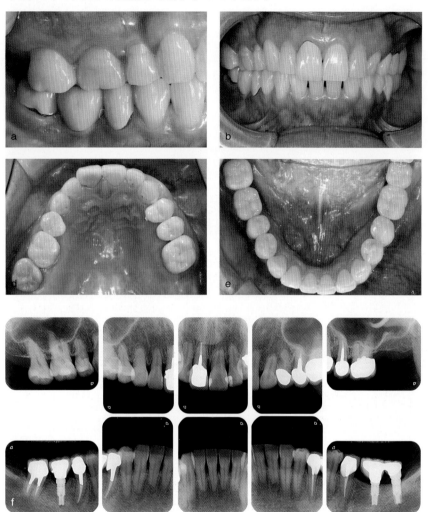

图7a~f　口内照可以看到有轻度的牙龈退缩，上颌的咬合面由于不良习惯的影响，右侧的后牙区又有轻微地向内侧倾斜。7┐在2017年5月出现明显的松动而拔除。根尖片10张法的X线片中，未见根尖病变及牙槽骨吸收。

术后10年4个月的全景片（2018年3月）

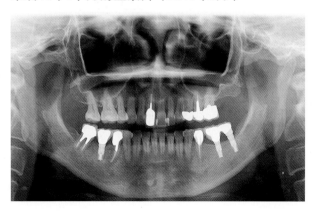

图8　全景片上也可以看到所有牙周组织和种植体周组织都保持稳定。

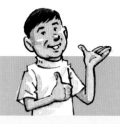

本病例的总结

如上文所述，颞下颌关节病的患者在正畸治疗中，全口牙的牙周膜都会有炎性反应，所以没办法紧咬牙，从而解除了关节的负荷，临床症状暂时消失。

但是，如果下颌位没有得到纠正，在正畸结束后的保持期间，症状又会出现，所以在这类病例中，寻找到合适的下颌位极为重要。

推荐材料

GC Re Setio Plus种植体（GC公司出品）

GC种植系统有独特的喷砂酸蚀处埋，制作出生物相容性良好的表面性状。通过大量骨代谢的基础研究积累而得到的"Aanchor Suface®"，成为种植体成功获得骨结合的重要保证。

另外，GC公司从开发到制造都是在日本国内进行。恰当的包装设计、严密的制造流程、高品质的管理，最终生产出杂质极少的产品。

而且，Re Setio Plus这款种植体采用外连接设计，方便多牙缺损时修复体的共同就位。

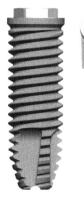

01 包含尖牙区的复合缺损病例

2000年的初诊病例
（Dr.上田41岁）

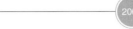 1983　　2000　　2018

| 患者的背景资料 ▶ | 患者 40岁，女性 | 初诊 2000年3月 | 主诉 美观以及咀嚼问题 |

- 很久以前就诊的老患者。
- 有一段时间没有音讯了，这次是过了好久才来院就诊。
- 对口腔健康的意识不强，每次都是牙痛了才来院，如此反复。
- 以前是笔者治疗的，但中断了，之后在其他医院将坏牙不断拔除。
- 上颌右侧尖牙被拔除后不久，再次来院。

初诊时

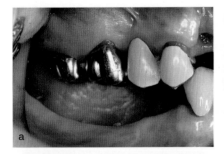
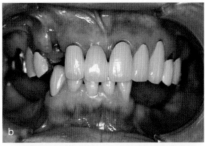
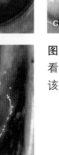
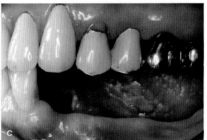

图1a ~ f 初诊时的口内照及X线片。可以看到全口牙龈退缩。下颌后牙区的缺损应该是由于副功能导致的牙齿折裂所致。

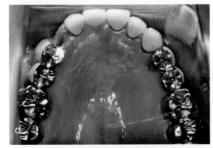
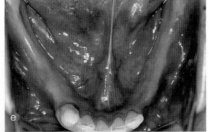
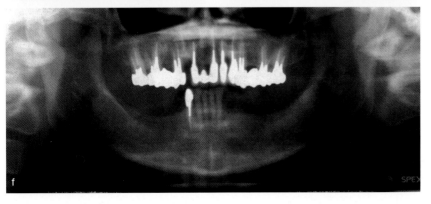

本病例要点

这种缺损状态怀疑是副功能造成的。

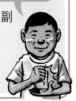

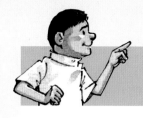

初诊时的考察：检查、诊断

未见牙周组织的问题，没有牙周病的相关因素。下颌后牙和 3| 也是因为牙根折裂而导致的拔除。另外，在牙尖交错位上，下颌位向左偏移。

本病例难易度 ▶ 没有骨吸收。
预计种植的比例较高。

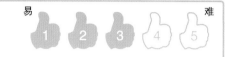

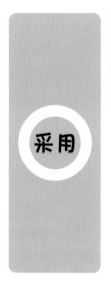

采用

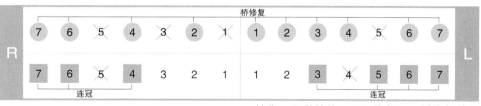

上颌桥修复
（粘接）

下颌游离端缺损处
植入种植体
（做到第一磨牙短牙弓）

上颌适宜使用桥修复，只有 3| 做种植，其余桥体分成 3 段。下颌最佳方案是种植修复。没有必要做到 7|7，做 6|6 短牙弓即可。6 5|5 6 做成磨牙形态。副功能的患者做跨度很长的桥是危险的。上颌缺损部位也可以都进行种植，但由于患者希望尽量压低价格，所以换了方案。

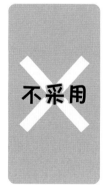

不采用

上颌全牙弓整体桥修复的计划。由于副功能上颌修复体存在破损的风险，为规避这种风险，没有采用这个计划。

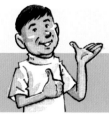

对患者进行的说明、沟通

- "夜磨牙造成牙齿裂开的可能性很高"。
- "请戴用夜磨牙垫，定期来复诊维护"。
- 从年龄层上考虑，患者不想戴用活动义齿，容易认同种植的方案。
- 希望"做性价比高的治疗"。

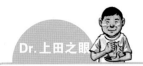

Dr.上田之眼

什么是副功能？

副功能是指在口腔殆面系统中产生不良影响的非功能运动，而咀嚼、吞咽、说话是功能性运动。磨牙症的种类有磨牙（grinding）、紧咬牙（clenching）、反复叩齿发出声音（tapping），有这些问题的患者会表现出下列症状。

副功能=口腔殆面系统中产生不良影响的非功能运动［磨牙症（grinding、clenching、tapping）］。

副功能所表现的症状
· 磨牙、紧咬牙、反复叩齿发出声音
· 牙颈部的楔状缺损
· 牙齿的病理性移动
· 咬合高度降低
· 牙周组织变化（骨隆突）或破坏（牙龈萎缩，牙槽骨吸收）
· 颞下颌关节的异常［髁突的凹陷（erosion）或磨平（flattening），关节盘移位或穿孔］
· 口周肌肉的挛缩

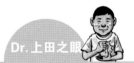

Dr.上田之眼

上下牙列接触习惯

为取得中枢神经系统和周围神经系统的平衡，患者会以不良接触习惯作为应力缓冲器。正常的功能运动中，牙齿一天只接触15~20分钟，假设在不良接触习惯中牙齿接触了60分钟，那就会对口颌系统造成3~4倍的负担。特别是对牙齿，会产生明显的磨耗。

对口颌系统产生不良影响的非功能运动

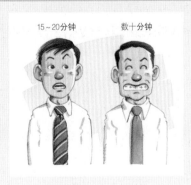

15~20分钟　　数十分钟

上下牙列接触习惯

· 中枢神经系统和周围神经系统的平衡（应力缓冲器）
· 与开口肌相比，闭口肌占据优势地位
· 注意力集中时或用力时发生

要重视这种不良接触习惯，要让患者有意识保持息止颌间隙

认知行为疗法

结缔组织移植/龈瓣冠向复位术

临床要点

垂直切口要避开美学区域，只在 3 的远中做。

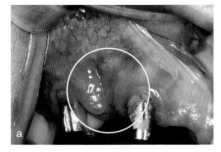

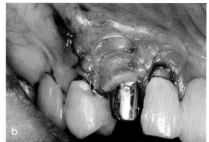

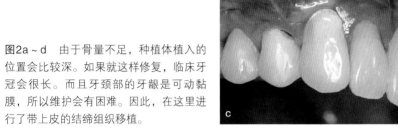

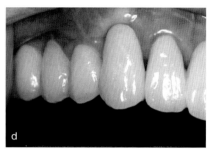

图2a～d　由于骨量不足，种植体植入的位置会比较深。如果就这样修复，临床牙冠会很长。而且牙颈部的牙龈是可动黏膜，所以维护会有困难。因此，在这里进行了带上皮的结缔组织移植。

术后口内状态

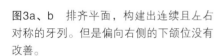

图3a、b　排齐平面，构建出连续且左右对称的牙列。但是偏向右侧的下颌位没有改善。

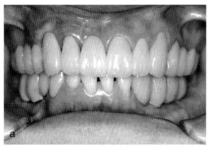

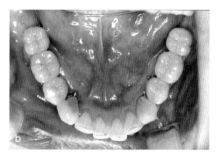

尖牙脆弱时应用组牙功能𬌗

图4a～d　尖牙脆弱的情况下（患有牙周病、残根状态、种植牙等）赋予其组牙功能𬌗。

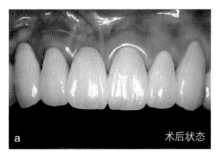
术后状态

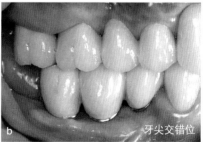
牙尖交错位

要点

改形尖牙

↓

尖牙的舌面形态呈碟形是为了控制侧向力。

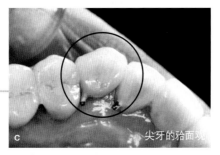
尖牙的𬌗面观

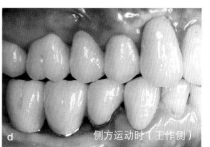
侧方运动时（工作侧）

治疗结束时的口内照及X线片

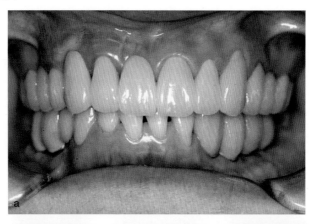

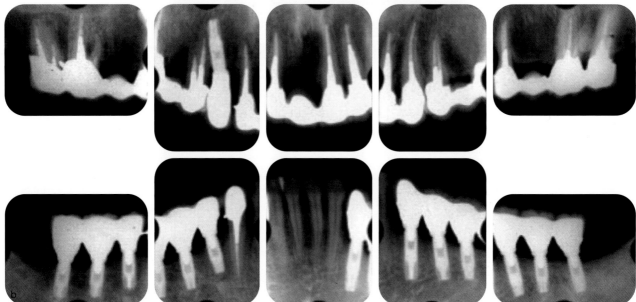

图5a、b 观察X线片，由于在 3 植入了种植体，使得桥体可以分为3段，简化了修复设计。

临床要点

口周肌肉发达的患者，即使解除了紧缩状态，下颌位也不容易改变。

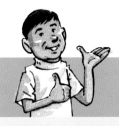

本病例的总结

为了让包含种植修复的咬合重建可以长期行使功能，必须控制𬌗力（咬合力的分配，侧向力的控制）。对副功能、不良习惯的抑制也非常重要。

然而，现实问题是，患者方面的因素（各种压力等）可能再度诱发副功能出现，多数情况下控制起来非常困难。

推荐材料

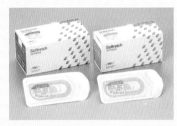

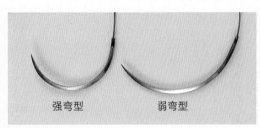

强弯型　　弱弯型

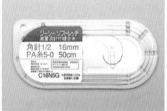

灭菌带针缝合线 GC Softretch（GC公司出品）

带针的缝合线"3-0、4-0、5-0、6-0"使用了伸缩性出众的新材料"软尼龙"，可以广泛使用于多种普通外科病例中。另外显微外科用"7-0、8-0"缝线使用了尼龙，不会过分牵拉牙龈，可以用适度的张力打结。所有这些线都是单股线，不容易附着菌斑或细菌，防止由于感染而影响愈合。角针有独特的Slimcut成型，形成的穿过面积非常小，因此针可以顺畅地通过，同时将牙周组织的破坏降到最低。本病例中使用了Softretch 6-0。

02 经过长期观察才知道的事情

1997年的初诊病例
（Dr.上田38岁）

1983 ————————————— 1997 ————————————— 2018

| 患者的背景资料 | 患者 49岁，女性 | 初诊 1997年7月 | 主诉 希望做种植牙 |

- 患者是"妈妈排球队"的队长，性格开朗。
- 从最初的治疗开始就是笔者负责，对于牙科治疗非常配合。
- 这个时候已经来院进行了大约5年的复诊维护。

术前

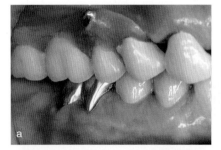 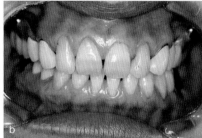 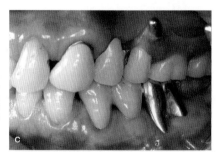

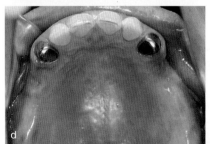 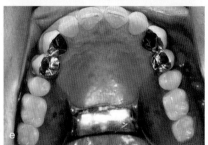 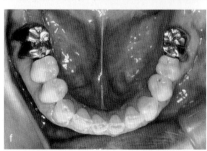

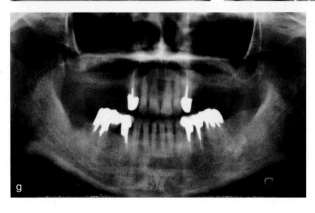

图1a～g　初诊时的口内照及X线片。上颌窦位置低，可供种植体植入的骨量不足。

本病例要点

上颌双侧游离端缺损，没有可供植入种植体的骨量。

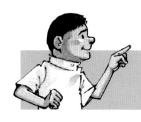

初诊时的考察：检查、诊断

患者希望在上颌后牙区进行种植，但由于上颌窦气化，没有可种植的骨量，因此计划进行上颌窦提升。

这个时候并没有察觉到有副功能，也没有看到牙周病的问题。

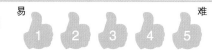

本病例难易度 ▶ 这是笔者第一次进行上颌窦外提升的病例。

易 1 2 3 4 5 难

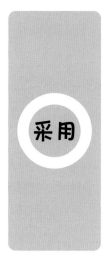

采用

窦提升　　　　　　　　　　　　　窦提升

| 7 | 6 | 5 | 4 | 3 | 2 | 1 | 1 | 2 | 3 | 4 | 5 | 6 | 7 |

R　　　　　　　　　　　　　　　　　　　　L

连冠　　　　　　　　　　　　　连冠

× 缺失　■ 种植体　● 冠修复　桥修复基牙

双侧窦提升

8个月后每侧各植入3颗种植体

再等待半年后，进行连冠修复

短牙弓 6 5 4|4 5 6 做外提升，每侧计划植入3颗种植体。手术分为两次进行。愈合后，戴入连冠修复，最远中计划用黄金做修复。

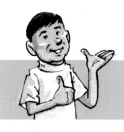

对患者进行的说明、沟通

- "要从侧面打开上颌窦，增加骨头，等一段之后再植入种植体"。
- "等骨头长好大概需要1年的时间"。
- "手术分两次进行"。

右侧上颌窦提升（1997年4月）

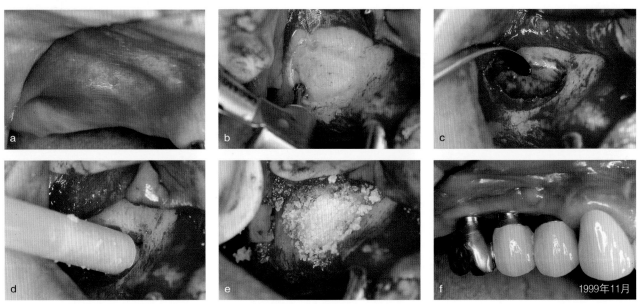

图2a～f　侧壁开窗技术。为了避免上颌窦膜穿孔，用8号球钻磨除骨壁。小心地抬起上颌窦膜。用注射器，从外向里填入骨替代材料，保证没有死腔。等待8个月后，植入种植体，又等了半年多才制作修复体。

治疗结束时的口内照及X线片（1999年11月）

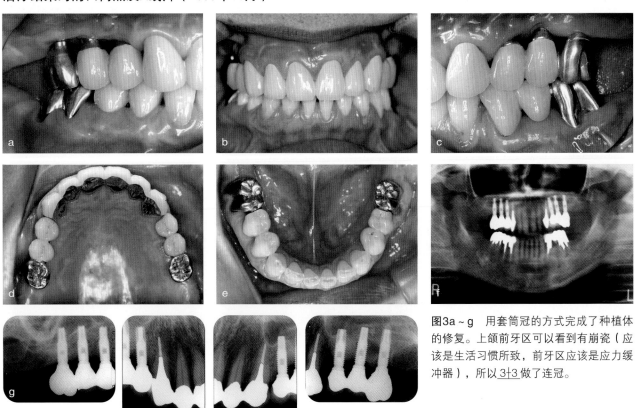

图3a～g　用套筒冠的方式完成了种植体的修复。上颌前牙区可以看到有崩瓷（应该是生活习惯所致，前牙区应该是应力缓冲器），所以3+3做了连冠。

上颌左侧最远中的种植体拔除（2001年3月）

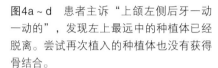

临床要点

　　再次种植是拔除原种植体后即刻植入的，本来是应该先让骨头愈合3个月再种植的。

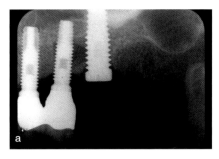

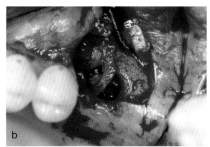

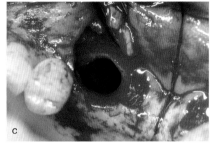

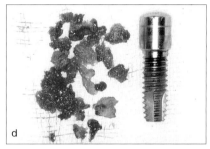

图4a~d　患者主诉"上颌左侧后牙一动一动的"，发现左上最远中的种植体已经脱离。尝试再次植入的种植体也没有获得骨结合。

上颌右侧的种植体折断

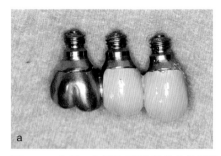

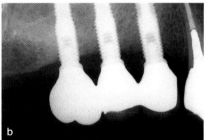

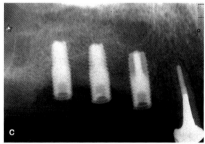

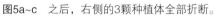

图5a~c　之后，右侧的3颗种植体全部折断。

口内的变化过程（1997年7月至2015年11月）

临床要点

　　与患者形成融洽的关系，每次来院都跟她说"希望您能不要紧咬牙，就是因为这个原因种植体才坏掉的"。

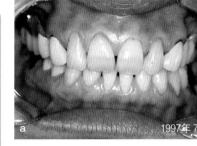

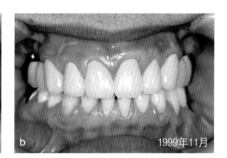

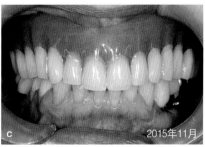

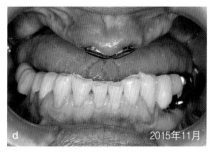

图6a~d　尽管 5 4 有足够的附着龈，但由于副功能，导致颊侧牙槽骨吸收和牙龈退缩。

全景片上本病例的变化过程（1997年7月至2015年11月）

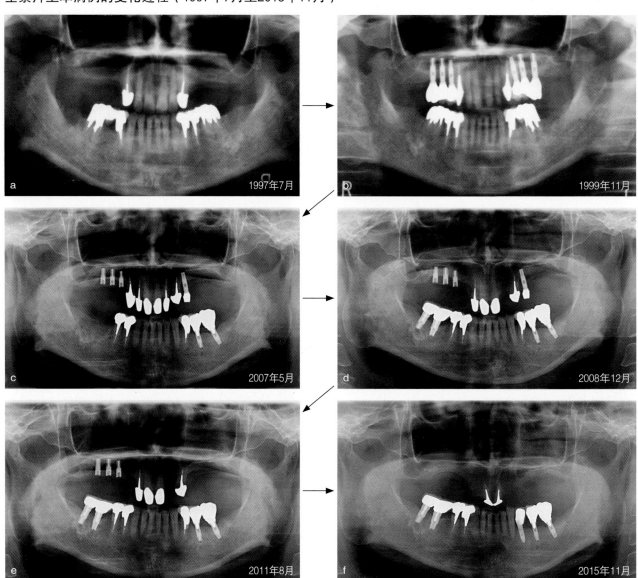

图7a~f　由于有残存的 1|1 ，所以咬合平面无法矫正。而上颌后牙是种植牙，所以下颌后牙先发生了牙根折裂。长期的副功能会导致天然牙折裂。

副功能是牙科医生的极限

Dr. 上田之眼

尽管是满怀信心地去进行治疗，但看到种植体和天然牙由于副功能而丧失，对笔者也是一种精神上的煎熬。副功能是很可怕的病症，不知道什么时候就会发作。由精神压力带来的副功能，的确是我们应对不了的，由于不是口颌系统的问题，它超出了术者的能力。

右下后牙区的游离角化龈移植

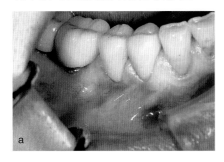
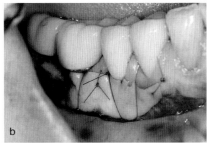
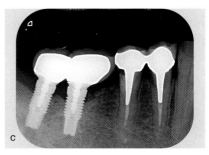

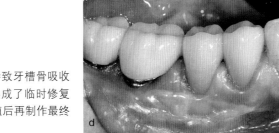
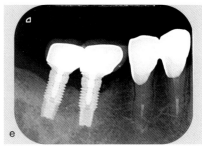

图8a～e 由于副功能，导致牙槽骨吸收和牙龈退缩（a）。$\overline{5\ 4}$换成了临时修复体，在做完游离角化龈移植后再制作最终修复体。

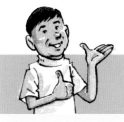

本病例的总结

副功能导致的种植并发症包括种植体上部结构的脱落或破损，对颌牙修复体破损或天然牙的折裂，种植体骨结合丧失，种植体折断等。

由于难免会发生这样的问题，因此要提前和患者建立良好的人际关系。

推荐材料

Nobel Procera冠桥氧化锆（Nobel Biocare Japan公司出品）
比起瓷粉的强度要高出很多，可以应用在口内的所有部位。桥体最长可以做出14单位的全牙弓桥。这种氧化锆的强度经过验证，在做大跨度桥修复的时候，可以获得很高的精确性。
【特征】
· 冠的厚度有0.4mm和0.7mm。
· 强度高，可以修复后牙区。
· 相对金属烤瓷的折断率3%～5%，它只有0.5%。
· 桥体是由氧化锆盘整体切削出来的，避免了铸造过程中产生的缺陷。
· 中间的桥体只要在35mm之内，做多少颗牙都没有关系。
· 桥体制作的容许尺寸为ϕ60mm×高20mm（White最大可以做出的高度为25mm）。
· 悬臂：最大可以做一颗牙（最长10mm）。
· 氧化锆的制品有White、Light、Medium、Intense 4种色度可供选择。

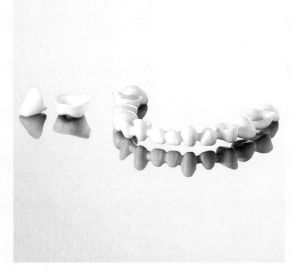

01 患者美观需求高的话

2011年的初诊病例
（Dr.上田52岁）

1983　　　　　2011　　　　2018

| 患者的背景资料 | 患者 54岁，女性 | 初诊 2011年2月 | 主诉 美观及咀嚼的问题（其他医院的转介绍） |

- 患者经营着一家美容沙龙。
- 要求漂亮的、能够咀嚼的牙齿。
- 花多少时间和费用都可以。
- 因为是以美容为职业，所以不想让正畸装置被看到。

初诊时

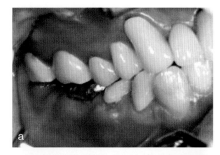 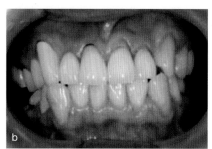 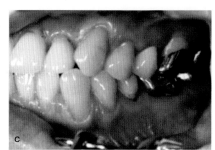

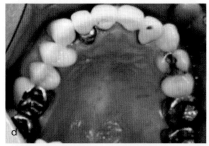 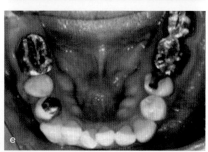

图1a~f　初诊时的口内照及X线片。口内可见牙列不齐，龈缘位置不对称。5|呈现如根折模样的骨吸收。

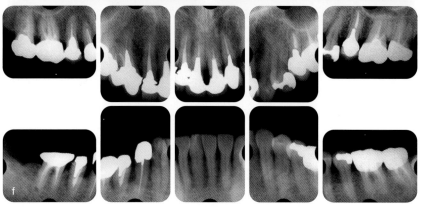

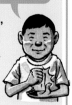

本病例要点

患者有咬下唇的习惯，下颌前牙呈一条直线，方形牙列。牙列不齐非常明显。

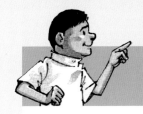

初诊时的考察：检查、诊断

可以看到患者是由于牙列不齐，咬合平面紊乱，龈缘线不对称而造成的美观问题。另外还发现有根管治疗不完善，修复体不密合。

患者任性的要求估计会让术者产生过度的压力。另外，神经质的性格也是其提出过分要求的一个原因。

本病例难易度 ▶ 由于患者有强烈要求，治疗内容等很难按照医生的想法进行。

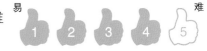

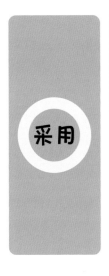

采用

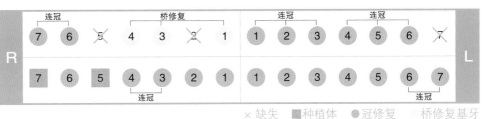

× 缺失　■种植体　●冠修复　●桥修复基牙

右侧尖牙正畸伸长

上颌前牙区牙周外科

后牙区植入种植体

修复治疗

没有进行正畸治疗。如果进行正畸治疗完成度会更高，但患者不同意。所以只能退而求其次选择备选方案。在后牙区植入种植体。

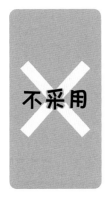

不采用

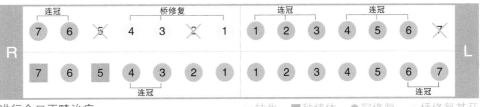

进行全口正畸治疗　　　　　　　　　× 缺失　■种植体　●冠修复　●桥修复基牙

修复的位置和上一个方案是一样的，但计划要做全口的牙列矫正。本来这个才是理想的方案。

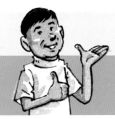

对患者进行的说明、沟通

● 跟患者说明"如果想要漂亮就必须做正畸治疗"，但患者拒绝了。

● 患者说"瓷修复或种植都可以接受，但不想做正畸治疗"。

● "骨隆突很明显，所以紧咬牙的现象应该很严重。您有牙齿、牙列的接触习惯"。

● 这位患者也基本不愿意拍摄口内照。

上颌右侧尖牙：正畸冠方牵引

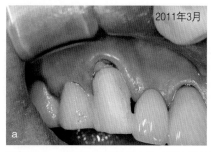
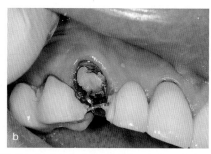
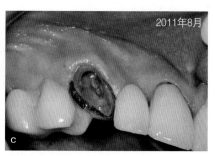

图2a～c　将已经是残根状态的 3 最低限度地冠向牵引出来（没用托槽，考虑了患者要求看不到装置的要求），试图将龈缘恢复到对称位置。如果保持残根状态不去做牵引，很难实现龈缘对称。

上颌前牙区：牙冠延长术+上唇系带切除术

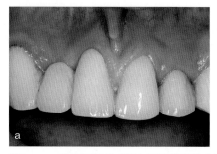
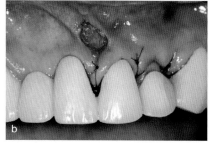
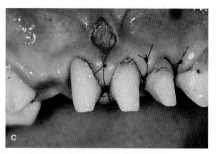

图3a～c　用牙冠延长术和上唇系带切除术使龈缘高度对齐。本病例龈缘弧度很高，所以能稍稍改善，也获得了牙本质肩领。

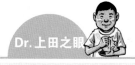

Dr. 上田之眼

一旦开始注意到牙齿间的小沟，就会忍不住用舌头舔。常见于神经质的患者，患有抑郁症或强迫症的患者也常会出现这个症状。

治疗起来很困难，有时会用防止吐舌的舌习惯破除器，但往往效果不好。有一种叫作肌肉功能疗法的方法，可以训练舌头的活动，有时也有效果，但如果是顽固的患者，需要配合认知疗法或抗躁动药物、抗抑郁药物或抑肝散等中药，与心理治疗科或精神病科联合治疗。

本病例的情况

▼

副功能引起的症状

· 吐舌习惯（弄舌癖，tongue thrusting）

· 4 的咬合面会塞进食物感觉很恶心

· 上下牙列的接触习惯（tooth contacting habit）

· 下颌侧移会撞到 3

▼

总是在叩齿！

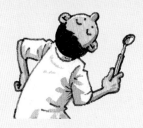

治疗结束时的状态

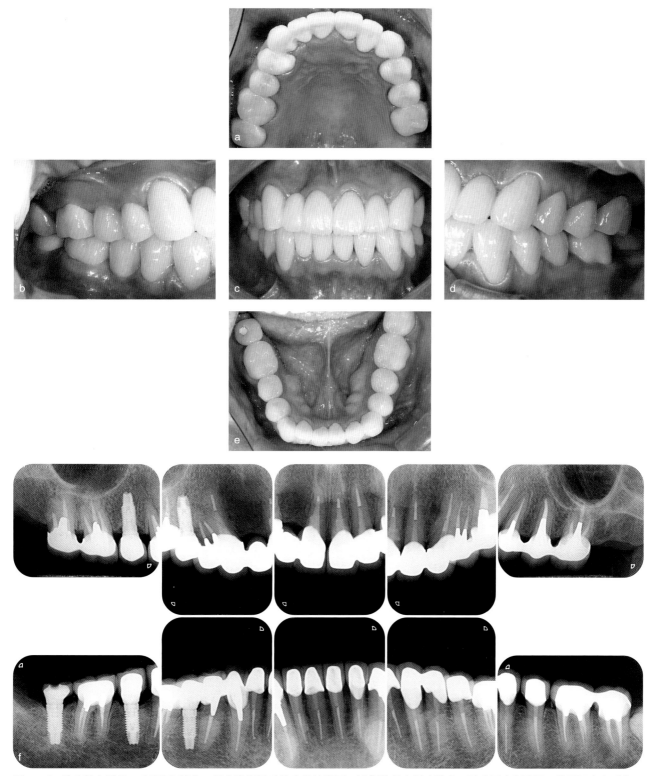

图4a ~ f　治疗结束后的口内照及X线片。没有进行正畸治疗的情况下，进行的最大限度治疗，重建了咬合平面，使牙弓左右对称，上颌前牙的龈缘线获得了对称的效果。

顺利地结束了治疗，但是……

治疗后，患者指出的不安、不满、希望

■■先生へ

先日はありがとうございました。
早速ですが ■■■ さんの希望を…

・シェードは $\underline{3+3}$ の切縁部の様な白さにして欲しいけど
　歯頸部の黄色も少しに。グラデーションはほんの少しがいい。
　そして全部同じ色で。
　黄色だとタバコを吸っているみたいでイヤだ。裂溝の色もつけ過ぎないで。
　　　　　　　　　　　　　　　　　　　　　　　白めでいい。

・$\underline{4|3}$ MBとオセの違いはわかっているし。院長に言われたので気に入ら
　ないけどシェード我慢している。本当はもっとキレイな？色（←たぶん今が
　黄色と言っているんだろうけど）にしたい。

・$\underline{2+4}$ 歯間乳頭がないので、歯間から唾液が出入りして
　気持ち悪い。なるべく隙間を減らして欲しい。

・$\underline{1|}$ (BD)　　⌂ ← 大げさに言うとここをなだらかにして欲しい。

・$\underline{3|}$ でかすぎる!! $\underline{|3}$ と少しでもいいから近付けて。
　全体的に左右対称にして欲しい。

・$\underline{2+2}$ 　$\underline{3|}$ だったかな？ 1つだけ飛び出てるので高さ合わせて。

・$\underline{|3}$ 近心ぐら角部分盛り足して $\underline{|2}$ となだらかになるようにしたい。
　$\underline{|3}$ 飛び出てなくていい。$\underline{3|}$ みたいに。ほとんど犬歯じゃなくていいのかな？
　　　　　　　　　　　　　　　　　　　　　　　ちょっと犬歯く引い。
　⌒⌒⌒⌒← ここのラインをそろえたい。ドラキュラみたいなのダメ ◯◯
　　松田聖子(今) みたいな歯 !!

・$\underline{5|4}$ 間 食片圧入しまくる。。$\underline{5|}$ の遠心もつまっていたので
　そっちも出来たら…

・本人としては $\underline{\frac{|34}{34|}}$ 当たりが強いけどそこを落としてしまうと咬合低くなって
　食べにくいし、おばあさんみたいになるので少し上げて作って欲しい。
　今咬調して低いせいかくちゃくちゃして食べにくい。

图5　治疗后，助理将患者当时提出的要求写了出来。其后，为了满足患者各种很小的要求而不断进行了调整。但之后患者就拒绝拍口内照了。以前基本上是1个月来一次维护复诊，但现在大概有1年没来了。

不知什么时候，决定结束治疗了……

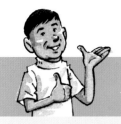

本病例的总结

对于患者的要求，即使按照原定方案去做也可能会不尽如人意。本病例的情况中，最大限度接受了患者的要求，选用了备选方案。本来对下颌前牙区的4颗切牙是没打算做修复的，但按照患者的要求也做了。

患者的性格千奇百怪，与术者意气相投的时候，治疗会进行得非常顺利，但即使是想所有治疗计划都由术者主导，也会有被患者拒绝的地方。

推荐材料

钛金属用瓷粉 Initial Ti Basic Set（GC公司出品）
钛金属用瓷粉在铸造或CAD/CAM切削出来的纯钛等表面堆筑，可以做出生物相容性良好的纯钛烤瓷修复。本病例中，对于 7| 的种植体，采用了螺丝固位的修复，用钛支架直接烤瓷熔覆形成牙冠。

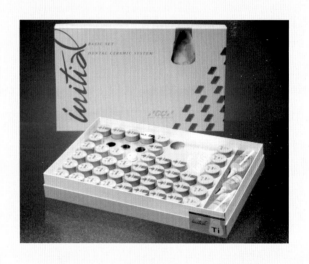

01 不提出过分要求，容易应对的患者

2014年的初诊病例
（Dr. 上田55岁）

1983 ──────────── 2014 ──── 2018

患者的背景资料 ▶ 患者 60岁，男性 初诊 2014年11月 主诉 想要能吃东西

- 性格温和的患者。
- 在工厂工作。马上就要退休了，所以想借这个机会把牙用最好的材料治好。
- 每颗牙都想做牙冠。希望尽量都做单冠。

初诊时

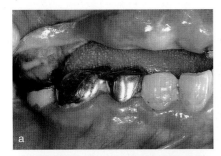
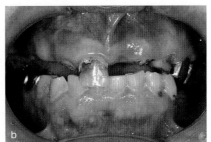
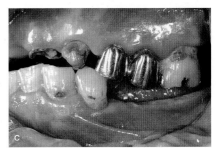
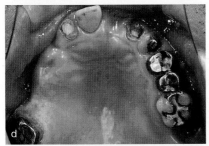
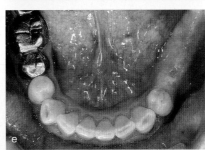

图1a~f 初诊时的口内照及X线片。可以看到没有牙周病样的骨吸收。全口的菌斑控制非常糟糕。

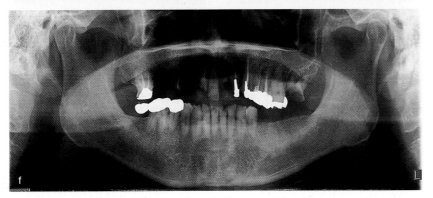

本病例要点

缺牙状态长期放置不管，造成咬合高度降低。

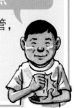

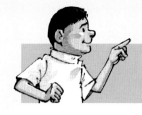

初诊时的考察：检查、诊断

可以看到患者的根管治疗不完善。但是牙周的状态并不是很糟糕。缺损是EichnerB3型的状态，咬合支撑不稳定。长期放任这种缺损状态，导致全口的咬合高度降低。

本病例难易度▶ 患者非常配合，但由于要求做单冠的修复，把握种植体植入的位置比较困难。

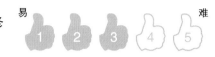

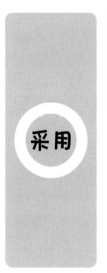

采用

| R | 7 | 6 | 5 | 4 | 3 | 2 | 1 | 1 | 2 | 3 | 4 | 5 | 6 | 7 | L |
| R | 7 | 6 | 5 | 4 | 3 | 2 | 1 | 1 | 2 | 3 | 4 | 5 | 6 | × | L |

× 缺失　■种植休　●冠修复　桥修复基牙

下颌植入种植体

根管治疗等

上颌植入种植体

最后一副临时修复体
最终修复体

为了获得咬合支撑，首先在下颌植入种植体。之后进行根管治疗，做桩核，制作临时修复体。上颌缺损区域植入种植体，从最后一副临时修复体过渡到最终修复体。另外，如果下颌前牙不做修复，将无法取得整体的平衡。

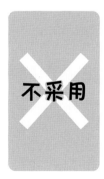

不采用

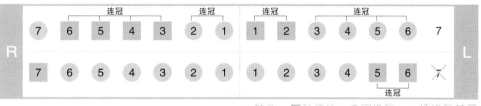

		连冠				连冠			连冠			连冠		
R	7	6	5	4	3	2	1	1	2	3	4	5	6	7	L
R	7	6	5	4	3	2	1	1	2	3	4	5	6	×	L

× 缺失　■种植体　●冠修复　桥修复基牙

牙体缺失较大的牙（根管治疗牙，牙周病患牙）比较脆弱，可能的话想做成连冠，但按照患者"每颗牙都是单独的牙冠"的要求，没有采用这个方案。

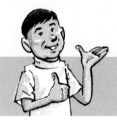

对患者进行的说明、沟通

- 与患者说明了"连接做冠会更好"，但患者说要"每颗牙都是单独的牙冠"。
- "如果要求每颗牙都是单独的牙冠，每个拔牙的地方都只能用种植牙来修复"。
- "以后务必来院进行复诊维护"。

种植上部修复的治疗计划

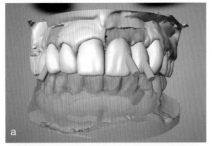
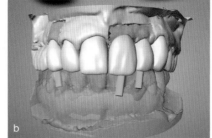
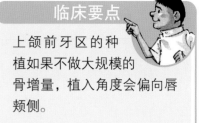

临床要点

上颌前牙区的种植如果不做大规模的骨增量，植入角度会偏向唇颊侧。

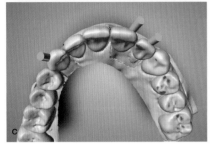
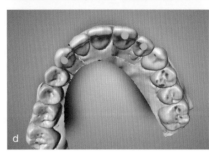

图2a~d 上部结构的计划，不做粘接而使用螺丝固位。上颌前牙区用ZAC来调整穿出角度，将螺丝孔放在合适的位置上。螺丝固位可以避免粘接剂残留和牙冠脱落等问题。

在工作模型上调整螺丝孔位置，制作修复体

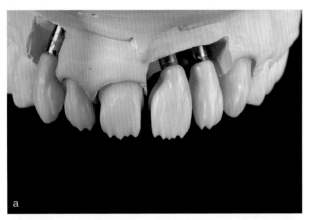
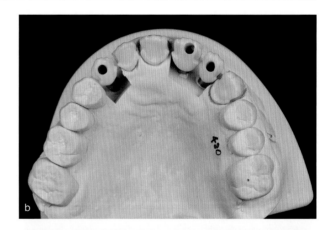

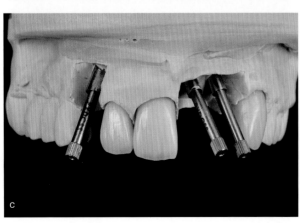
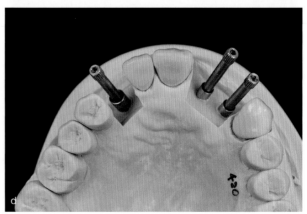

图3a~d 可以将螺丝开孔隐藏到腭侧。为追求美观性调整了穿龈轮廓。在相邻多颗种植的修复中要获得美观性的难度是很高的。

推荐材料

ZAC™（ZEX Angulated Chimney）系统（Dentech International公司出品）

在上颌前牙区种植螺丝开孔偏到唇侧的病例中，使用这个系统最大修正25°的角度螺丝，能够以螺丝固位的方法完成种植修复。

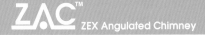

◆ ZAC™的特征

以前在前牙区有螺丝开孔偏到唇侧的病例，为了美观修复，都主要采用了粘接固位的方法。但现在ZAC可以让螺丝通道的角度向腭侧倾斜最大到25°，使这样的病例也可以做出螺丝固位。

这种使用ZEX™和专用的钛基底、螺丝、螺丝刀的解决方案被称为ZAC™（ZEX Angulated Chimney），已经由厂家开始提供了。

◆ **ZAC Layering**　　◆ **ZAC Staining**

Dentsply®
Astra Tech

25°

◆ ZAC™的概念

◆ **Any Implant Systems**（可以应对多种种植系统）

◆ **Multiple Implant Restoration**（还可以应对复杂的设计或桥体）

◆ **Abutment Level**（不仅是种植体水平，还可以应对基台水平的螺丝）

 种植治疗的时候，有没有因为这样的病例感到头痛过?

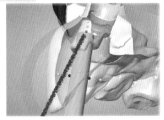

前牙区螺丝开孔
穿至唇侧的情况

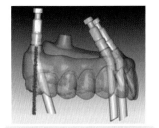

后牙区开口度很小，螺丝固位
困难的情况

在这些病例中，通过可以将螺丝通道最大倾斜25°，使前牙区得到美观性，使后牙区特别是上颌后牙区的螺丝固位变得容易，大大扩展了种植病例使用螺丝固位修复的可能性。

转载自Dentech International股份公司资料

治疗结束：最终修复体戴入时的口内照

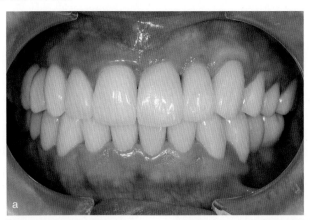

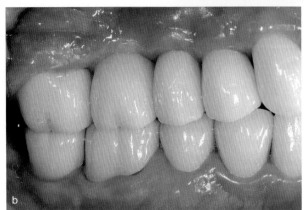

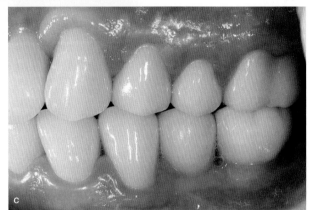

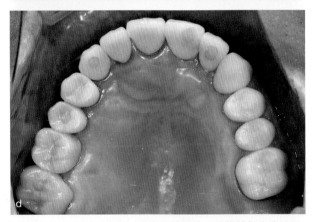

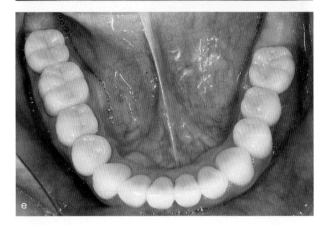

图4a～e 术后的口内照。患者对美观性、功能性都十分认可。

推荐材料

BioHorizons Laser-Lok®、Tapered Plus种植体（BIOHORIZONS出品）

BioHorizons Laser-Lok®、Tapered Plus种植体在颈部向内倾斜的斜面上都做了Laser-Lok®的处理（a），为了维持牙槽骨高度，并增加软组织量，做出了斜面式的平台转移设计（b）。

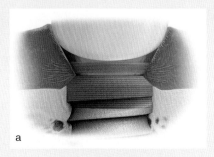

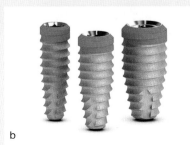

最终修复体戴入时的X线片

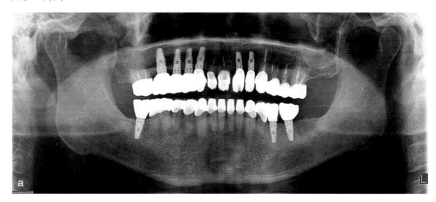

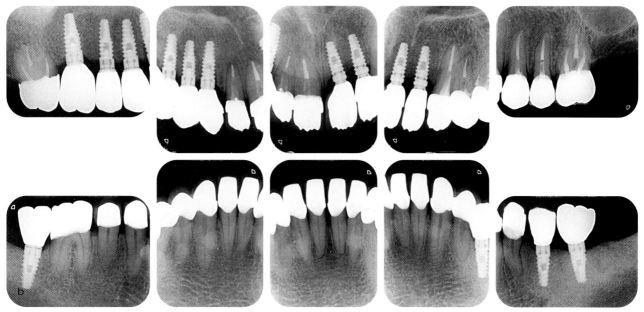

图5a、b 治疗结束后的全景片和根尖片。未见明显问题。

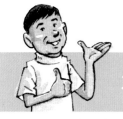

本病例的总结

本病例属于Ueda分类的Type1。这位患者既可以负担治疗费用，又允许医生有高度的治疗选择自由，做起来很容易。

治疗周期也短，术者和患者都十分满意。

从Ueda分类看牙科治疗

Type1	齿科治疗态度积极 经济方面没有问题	○ ○	可以采用术者主导的治疗
Type2	齿科治疗态度积极 经济方面存在问题	○ ×	态度很好，但什么也做不了
Type3	齿科治疗态度消极 经济方面存在问题	× ○	会有以后维护复诊方面的问题
Type4	齿科治疗态度消极 经济方面存在问题	× ×	在很多医院转来转去 对牙科治疗疑神疑鬼

患者来院的主诉千差万别。痛到不行，没办法才来的患者也有，什么症状都没有，只是来常规检查的患者也有。

1-8 过大咬合力的影响

01 伴有颞下颌关节病和牙列不齐的双侧游离端缺损病例

2005年的初诊病例
（Dr.上田46岁）

1983 ——— 2005 ——— 2018

| 患者的背景资料 | 患者 38岁，女性 | 初诊 2005年1月 | 主诉 觉得牙齿排列不好 |

- 患者是护士。
- 职业压力很大，引发副功能。
- 对待治疗积极性很高。
- 想要牙齿变漂亮而且都能咀嚼。

初诊时

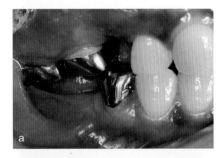 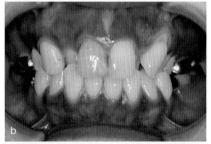 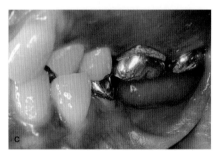

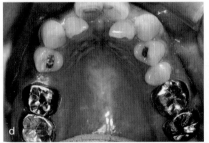 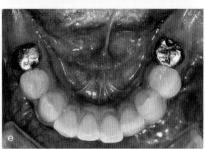

图1a～f 初诊时的口内照及X线片。上颌牙列狭窄，局部反𬌗。右侧后牙区也没有足够的修复空间。

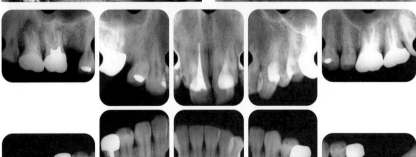

本病例要点

双侧游离端缺损。2|2
反𬌗。

86

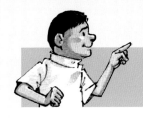

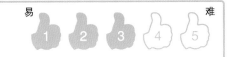
初诊时的考察：检查、诊断

口内可见 7 6|6 7 伸长，咬合平面紊乱，牙列不齐，上颌牙弓狭窄。患者还有根尖病变，紧咬牙，咬合支持区域不足等问题。全口牙周未见明显异常。

本病例难易度 ▶ 正畸治疗后需要做软组织的处理。

易　　　　　　　　　　　　　　难
1　　2　　3　　4　　5

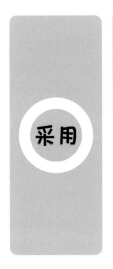

采用

		连冠					瓷贴面						连冠		

R
7　6　5　4　3　2　1　　1　2　3　4　5　6　7

7　6　5　4　3　2　1　　1　2　3　4　5　6　7
L

连冠　　　　　　　　　　　　　　　　　　　　　连冠

× 缺失　　■ 种植体　　● 冠修复　　　桥修复基牙

牙列正畸

根管治疗

种植治疗

戴入修复体

采用了患者所希望的治疗计划（原定方案）。以牙列正畸，根管治疗，种植治疗，戴用临时修复体，戴入最终修复体的顺序进行。1 本来是要保留的，但治疗过程中由于发生外伤而被迫拔除了。

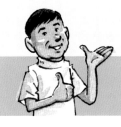

对患者进行的说明、沟通

● "必须要做正畸治疗，而且在后牙做种植"。

● 患者说"手术尽量一次都做好""只痛一次就好"。因此采用了这样的治疗方案。

牙列矫正

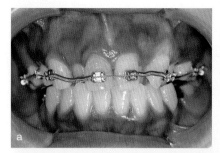
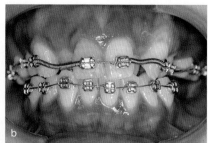
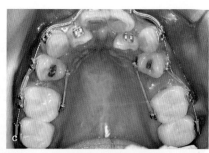

矫正治疗前

矫正治疗后

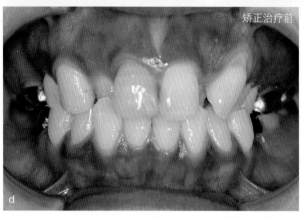
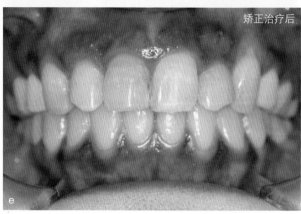

图2a ~ e 打开 3 1、1 3 之间的空隙，让上颌侧切牙恢复正常覆盖。但是，当时还没有使用正畸的支抗钉，所以没能把上颌磨牙压低。

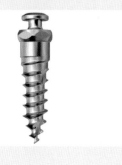

Dr.上田之眼

后牙区的龈缘线作为咬合平面的基准

伸长牙压低困难的情况，可以用牙周外科的方法应对。在本病例中，对上颌磨牙区进行了包含去骨的切除疗法，使牙冠延长。

伸长牙压低困难的情况
· 切除疗法（包含去骨）→附着龈宽度充足
· 牙龈切除→附着龈宽度充足
· 根向复位术→附着龈宽度不足

推荐材料

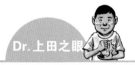

正畸用的支抗钉Induce MS-Ⅱ（GC ORTHOLY公司出品）
笔者在这个病例之后才开始使用的正畸支抗钉。

【特点】

· 独特的锥度外形使皮质骨的支持提升。

· γ射线灭菌，实现高安全性。

· 粗糙表面处理创造出高生物相容性的表面性状。

· 为了减少植入时过度的应力，采用了侧向切割槽。

· 具有自攻性，使术式变得简单。

上颌左侧：牙冠延长术

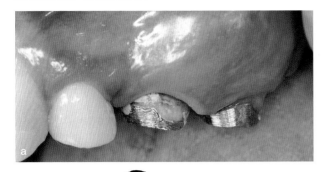

临床要点

在对磨牙去骨时，需要注意根分叉部位。

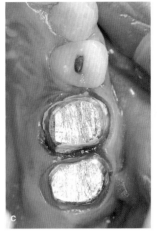

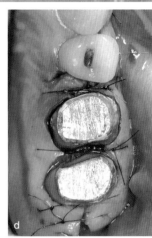

图3a~d 有充足的角化龈时，可以进行包含去骨的切除疗法。设定后牙区的咬合平面，尽量维持牙冠的高度。

上颌右侧：牙冠延长术

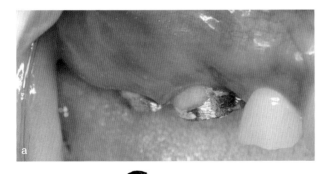

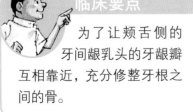

临床要点

为了让颊舌侧的牙间龈乳头的牙龈瓣互相靠近，充分修整牙根之间的骨。

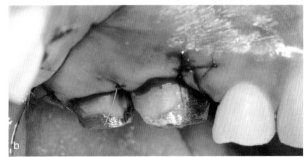

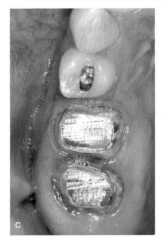

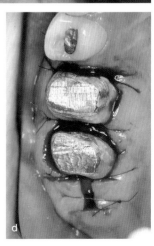

图4a~d 和左侧一样，右侧的磨牙区也进行了牙冠延长术。

磨牙区：5的牙冠延长术

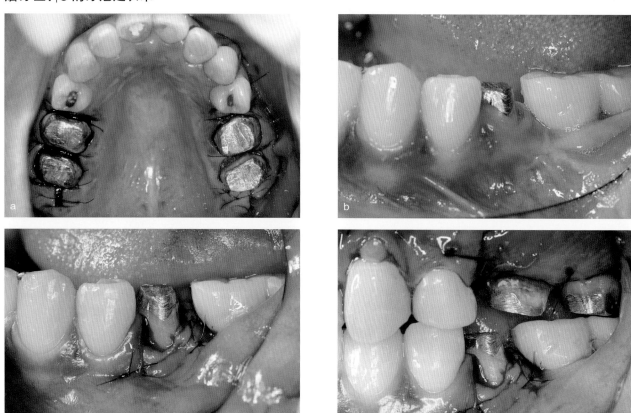

图5a～d 5的周围没有附着龈，用根向复位瓣术保证了修复高度，也对齐了龈缘线。因为患者希望只做一次手术，所以4个区域一次都做了。

上颌左侧尖牙：结缔组织移植+牙冠延长术

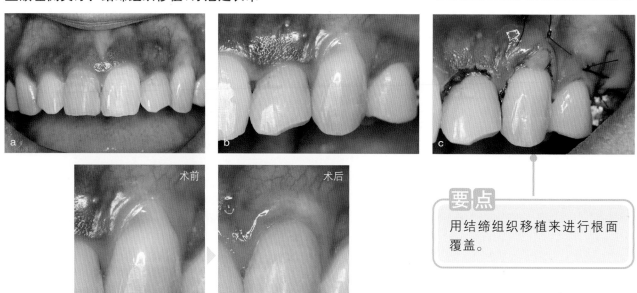

要点

用结缔组织移植来进行根面覆盖。

图6a～e 用远中楔形瓣，获得结缔组织，移植覆盖到3的根面。而对于2，因为要和对侧同名牙对称，需要进行牙龈切除。

牙列矫正

临床要点

关于后牙区的扩弓，上颌用基托型扩弓器可以比较容易扩开。

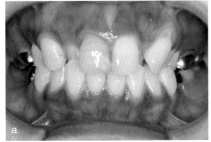

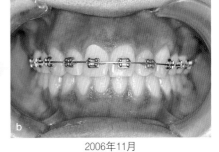

术前：2005年1月　　　　　　　2006年11月

图7a～d　最终调整。上颌为了扩弓，使用了基托型扩弓器进行了最终的排齐。

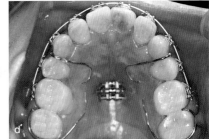

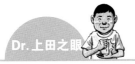

Dr. 上田之眼

以临时修复体的厚度来检验基牙预备量

在临时冠上，如果发现有很薄的地方，那就证明这里的预备量不够，需要重新备牙。特别是前牙区唇侧的磨除量会影响后面的美观效果，而如舌侧的磨除量不够，会形成咬合干扰，对颞下颌关节造成负担。

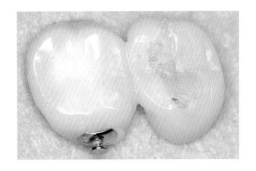

上颌两侧后牙区：排龈、HIT印模、戴入最终修复体

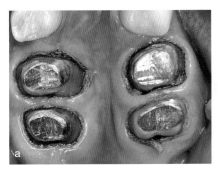

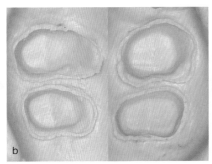

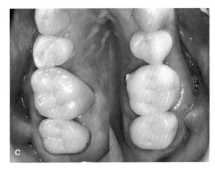

图8a～c　排龈时需要根据龈沟的状态来改变排龈线的粗细。

面弓转移

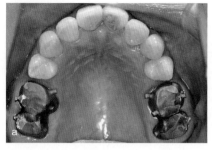 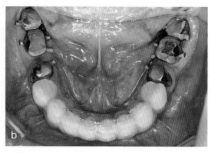 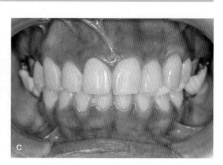

图9a～c　为了检验咬合平面的倾斜度，术中多次使用面弓转移。

临床要点

对于咬合平面的修正，多次反复试错十分重要。

初诊和术后的比较

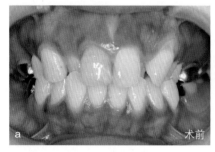 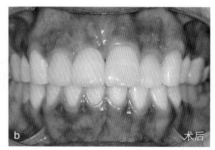 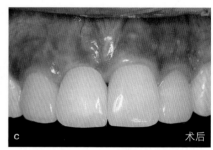

图10a～c　咬合平面被修正了，但由于跌倒造成的外伤，1|替换为种植牙。

临床要点

上颌前牙区由于美观需求度高，必须更加慎重地植入种植体。如果没有充分的知识储备就贸然操作，牙冠可能会变得很长。

术后的X线片

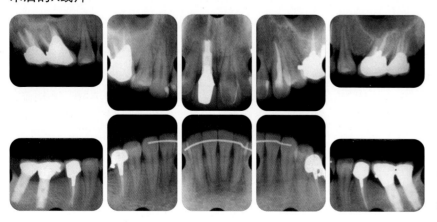

图11　右上后牙区发现了新的问题。术后即刻就发现这个问题，推测是因为对颌种植牙咬合力过强造成的。

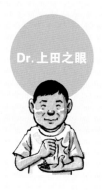

紧咬牙的对策

使用GC公司出品的咬合力分析仪器
DePROS（Dental Prescale Occluzer Systerm）来测定咬合力平衡（最大咬合力和重心点），结果显示本病例的患者咬合力很大（1085.4N。正常约为体重的10倍）。对于这位患者，要让她本人意识到自己有过大的咬合力，必须在复诊观察过程中加以注意。

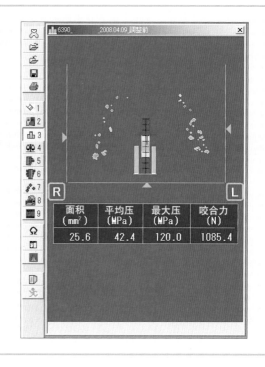

面积 （mm²）	平均压 （MPa）	最大压 （MPa）	咬合力 （N）
25.6	42.4	120.0	1085.4

术后的髁突状态（全景片）

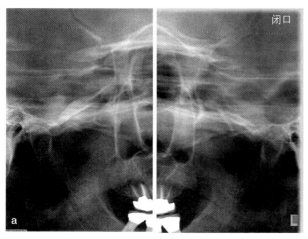

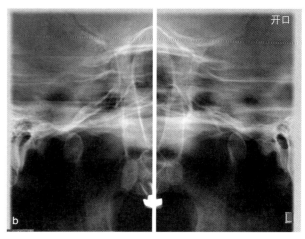

图12a、b　虽然不明显，但右侧的髁突有平坦化的倾向。开口时髁突越过关节结节，髁突有充分的活动范围。

临床要点

对于咬合力大的患者，作为种植牙的一种并发症，种植牙的对颌牙常会发生牙根的折裂。

拔除了根折的左上后牙并进行位点保存

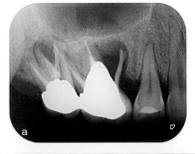 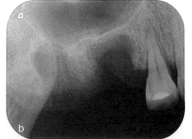

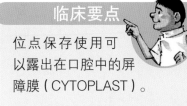

临床要点

位点保存使用可以露出在口腔中的屏障膜（CYTOPLAST）。

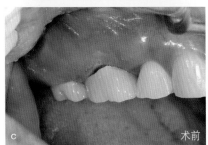

术前

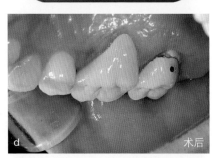

术后

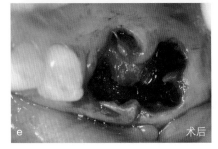

术后

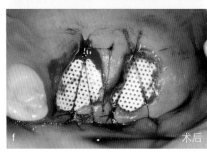

术后

图13a～f ⎣7 6⎦非常遗憾需要拔除，其后进行了位点保存。

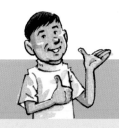

本病例的总结

本以为终于完成治疗了，但发现右上磨牙折断，笔者对此也很惊讶。从可能发生这种情况的角度来说，术前、术后与患者的沟通就显得非常重要。术后发生牙根折断时，要将现在遇到的不良情况，与患者详细说明，真诚应对。

而且，术前本来也没有说"很简单就能治好"这样的话。从不好的地方出发进行说明，要说"能保留的尽量保留"。这样一来，在术后就能在沟通时说"这个地方还有点问题啊"。

要预估可能出现问题的地方，唤起患者的注意，如果不这样，以后很可能会和患者产生纠纷。

术后10年10个月（2018年2月）

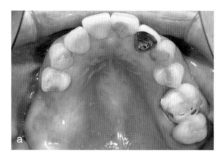

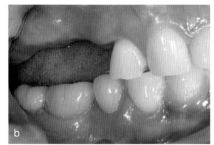
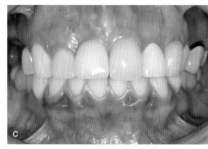
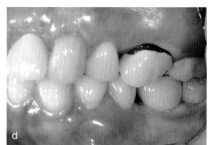

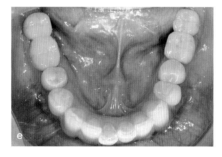

图14a～e　口内照，由于副功能正在苦恼是否要更换修复体。种植的对颌牙 7 6 牙根折断导致了拔牙，而 6 7 的修复体也有崩瓷。给患者戴了夜磨牙垫也很快就磨出洞来，患者本人也知道自己有牙列接触习惯。

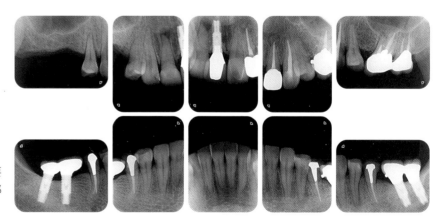

图15　 2 看到有根尖病变，告诉患者需要治疗。 4 的牙周膜间隙增宽，但其他的部位都比较稳定。

01 原本是骨性Ⅲ类患者的咬合重建治疗

1999年的初诊病例
（Dr.上田40岁）

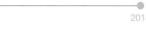

1983 1999 2018

| 患者的背景资料 | 患者 33岁，女性 | 初诊 1999年7月 | 主诉 希望牙齿变漂亮又能咬东西 |

- 从很远的地方来院的患者，要求二次诊断。
- 沉静稳重的患者。
- 本来想要做正畸，却被告知需要做外科正颌手术，所以来院咨询。

初诊时

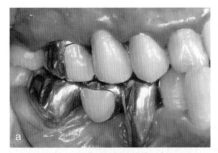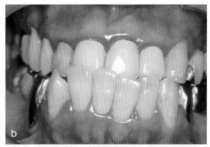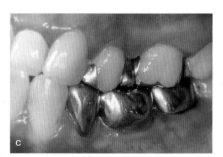

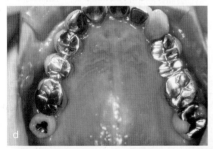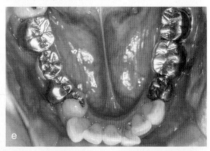

图1a~f 初诊时的口内照片及X线片。骨性Ⅲ类关系，龈缘线不协调。这次初诊，只和患者进行了交谈，没有进行治疗。

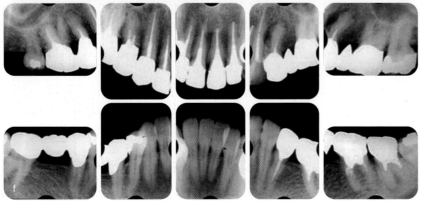

再次就诊时

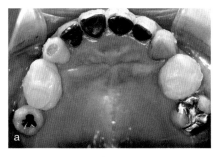

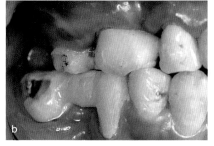
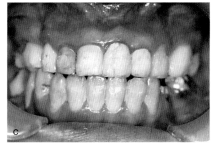
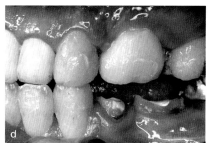

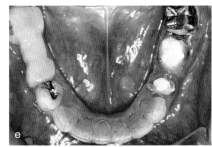

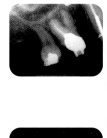
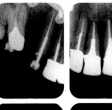
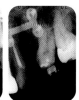

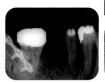
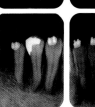
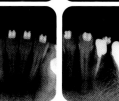
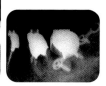

图2a~f　2002年9月，再次就诊时的口内照及X线片。在其他医院进行了外科正颌手术后，再次来院。5|的龈缘位置非常低。

本病例要点

牙的位置关系变好了，但龈缘线的协调性没有恢复。

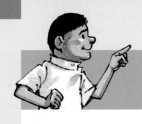

初诊时的考察：检查、诊断

为了获得龈缘线的协调性，需要进行正颌手术后的二次正畸。矫正后，需要根管再治疗、牙冠再修复和软组织的处理。

本病例难易度 ▶	为了获得龈缘的和谐美观，需要进行 LOT（Limited Orthodontic Treatment，局部正畸）和软组织处理。

易　①　②　③　④　⑤　难

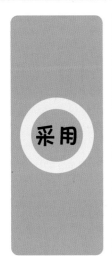

采用

	7	6	5×	4×	3	2	1	1	2	3	4×	5×	6	7	
R															**L**
	7	6×	5	4	3	2	1	1	2	3	4×	5	6	7	

× 缺失　■种植体　●冠修复　●桥修复基牙

- 根管再治疗、牙周治疗
- 牙列矫正
- 下前牙区根面覆盖
- 修复治疗

首先要进行前牙区的根管再治疗，右下后牙区的根面覆盖，结缔组织移植。其后，进行牙列矫正，确保 6|、3| 的空间，为了恢复龈缘协调性，预计将对 3|、5| 进行冠向牵引。之后，进行全口修复治疗，完成病例。

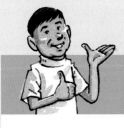

对患者进行的说明、沟通

- "您住得很远，虽然我们预约一次会尽量多做治疗，但由于还要进行二次矫正，所以也会花一些时间"。
- "由于您有很多龋齿，使剩余的牙冠变短，所以会有必须要进行矫正或手术的地方"。

上前牙区：根管再治疗、临床牙冠延长术

临床要点

为了获得牙本质肩领和龈缘的协调性，也为了将来牙冠的形态，做了临床牙冠延长术。

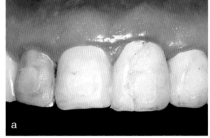
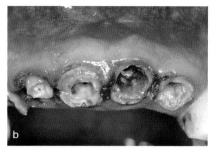
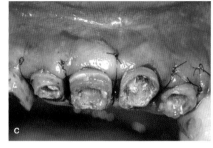
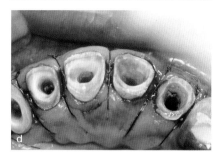

图3a～d　为了进行根管再治疗并获得龈缘的和谐美观，进行了临床牙冠延长术。由于是远道而来，在手术后同时进行了桩核的预备。

下颌右侧后牙区：根面覆盖+结缔组织移植、LOT、游离龈移植

临床要点

由于在7┐的远中很难获得附着龈，将游离龈瓣在7┐远中转弯包绕后再固定。

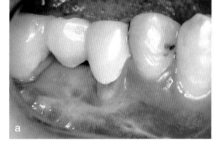
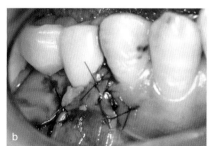
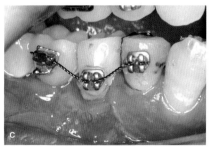
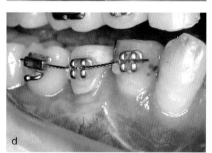
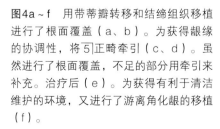
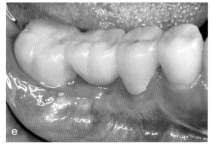
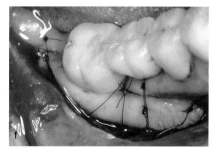

图4a～f　用带蒂瓣转移和结缔组织移植进行了根面覆盖（a、b）。为获得龈缘的协调性，将5┐正畸牵引（c、d）。虽然进行了根面覆盖，不足的部分用牵引来补充。治疗后（e）。为获得有利于清洁维护的环境，又进行了游离角化龈的移植（f）。

上颌：牙列矫正

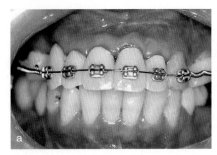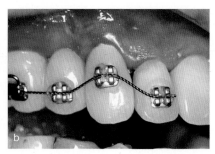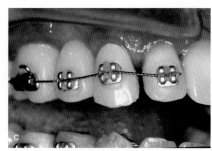

图5a～c　为了保证6和3之间的空间，用开大螺旋簧进行矫正（a）。为获得龈缘的协调性，将3进行冠向牵引（b、c）。

下颌前牙区：根面覆盖术

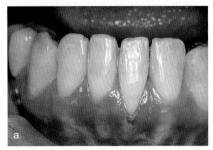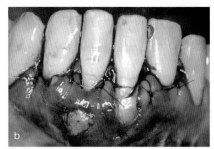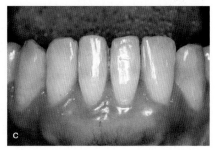

图6a～c　由于患者是薄龈生物型，1的位置发生了牙龈退缩。因此，进行了带上皮结缔组织的根面覆盖术。通过改变牙龈的生物型使牙周组织获得稳定。

上颌前牙区：治疗结束时

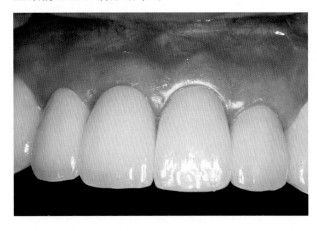

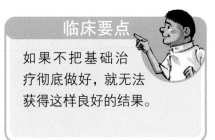

临床要点

如果不把基础治疗彻底做好，就无法获得这样良好的结果。

图7　治疗结束时的上颌前牙区。没有任何红肿现象。

治疗结束时

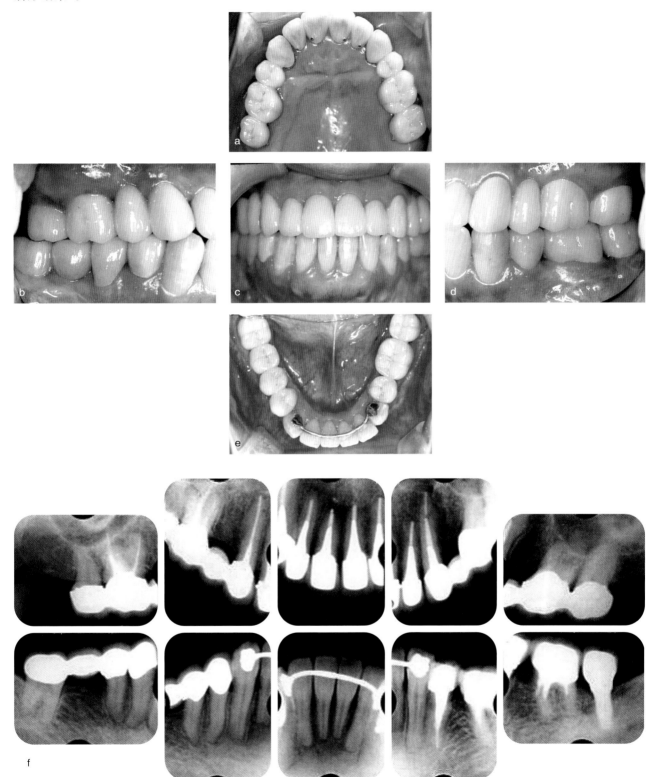

图8a ~ f　治疗结束时的口内照及X线片。咬合平面整齐，获得了左右对称的牙列。

术后12年11个月（2015年9月）

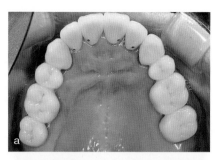

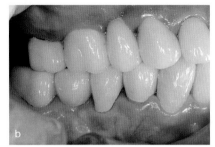

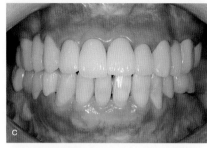

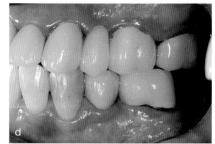

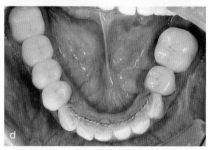

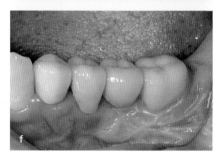

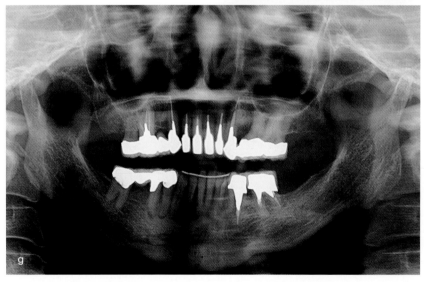

图9a～g ⎡7由于骨结合丧失发生松动而被拔除。最远中磨牙的种植牙需要更为精准的咬合调整。

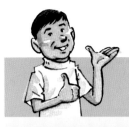

本病例的总结

　　对于咬合重建，从基础功能方面、美观需求方面去满足患者十分重要。本病例是美观方面龈缘连线不协调的问题，为了恢复龈缘美观，需要做正畸治疗及软组织的处理。如果能做好这些，就能获得良好的结果。

　　本患者是女性，从骨骼推测其咬合力不大，所以有比较好的预后效果。

推荐材料

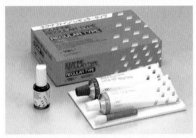 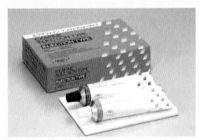 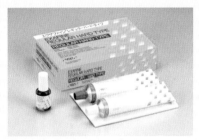

EXAFINE TUBE（Injection Type）（Regular Type）（Regular Hard Type）（GC公司出品）
EXAFINE TUBE因为有亲水性，可以很快流入肩台边缘和龈下，获得细节的清晰印模。有3种不同流动性的产品，可以自行选择最适合的一款。固化速度快，可以取得高精度的印模。

推荐材料

Tri Auto ZX2（MORITA公司出品）
Tri Auto ZX2 可以将根管扩大和根管长度测量功能联合在一起，提高了根管治疗的效率。在液晶屏幕上可以实时显示根管内锉尖的位置，达到工作长度后自动停止并反旋180°以防止穿出根尖孔或根管壁卡锉。另外，本产品还拥有各种自动功能，比如将锉插入根管内时会自动旋转，从根管拿出后旋转自动停止等。

而且本产品还有通畅根管建立通道的OGP（Optimum Glide Path）功能和根管成形的OTR（Optimum Torque Reverse）功能。

另外，使用附送的根管锉盒可以用手动锉来测定根管长度。通过计算2种波长测定的根管阻抗比，无论根管内是干燥还是潮湿，都可以高精度测出根尖孔的位置。而且，由于配有清晰的液晶显示屏，可以更明确地表示出根管锉尖端的位置。

锉插入的感觉和测量显示的联动，使医生更容易判断锉尖位置。锉尖位置也可以用警报音来判断。

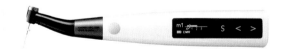

第 **2** 章

Mastering occlusal Reconstruction

从古至今都很难，直面牙周疾患

2-1 前言：牙周病患者的咬合重建

1 牙周病患者的咬合重建

牙周病患者做咬合重建的问题在于牙周病的患牙由于牙槽骨吸收，支持组织丧失，牙齿往往已经松动。而且，因为牙周病而造成的牙齿缺失，会导致牙弓完整性的丧失、缺牙区的邻牙倾斜、对颌牙伸长，变成伴有咬合干扰的牙列不齐。几乎所有的牙周病患者都有牙列不齐和牙齿松动，也就是说牙列不齐的病症加上牙周病的病症共同导致了咬合位置的不稳定，咬合重建非常困难，应对起来非常棘手。

另外，牙周病病情越恶化牙周组织的实质缺损越大，经常存在牙槽骨吸收和附着龈不足等不利外部环境，因而出现维护困难并发美学问题的例子不在少数，

为了改善这些情况，就必须做一些复杂的附加处置。

如果牙周病进一步发展，咬合高度降低导致固有口腔狭窄，前牙扇形移位导致邻牙间隙增大，其结果是为了吞咽，患者会养成吐舌的习惯，而纠正这种不良习惯又非常困难，从而使病情更加恶化。轻度牙周病只需要局部的应对就能解决，所以不是很复杂，但发展成重度就必须进行全口的复杂处置，而逐渐牙齿松动加重、缺牙区域扩大、咬合关系丧失，最后变成多数牙缺失，甚至全口无牙拾。在牙周病患者的咬合重建中，根据其牙周病发展的程度差异，所需采用的处置方法的难度也会大不相同。

2 牙周病病例的应对方法

牙周病病例的治疗需要复杂的处置，治疗周期也很长，所以牙科医生、牙科技师、牙科护士之间的合作固然很重要，但比起这些，患者的配合更是必不可少。因此，在进行彻底牙周治疗的同时，要与牙科护士共同商讨，让患者认识到自己现在的状态，给予其充分的治疗动力。另外，由于治疗周期很长，应该按照表1所示的顺序进行阶段性的治疗。

首先，对于明显无法保留的牙和正畸空间所需的减数牙进行拔牙。而对于那些疑似无法保留的牙，等到正畸治疗结束后再去判断。

对于牙周病病例必须进行彻底的牙周治疗，首先从菌斑控制、牙周洁治、根面平整等牙周基础治疗开始。另外，与其并行，也要开始进行根管治疗，从那些明显有根尖病变的可能要花较长治疗时间的部位入手。当多数牙齿都需要根管治疗时，先对一侧的上下牙进行治疗，让患者在此期间用另一侧牙齿吃饭。等根管治疗结束后尽快制备好基牙，戴入临时修复体，再开始进行另一侧的治疗。

确立好根管治疗的目标，再次评估病例，对需要的部位进行龈下环境的准备，做牙周外科治疗。开始牙列矫正之前，如果不把牙石等引起炎症的因素彻底清除，压迫侧的牙槽骨吸收就会有扩大的风险，因此要尽可能地先进行牙周外科治疗，彻底完成牙周刮治，清理好龈下环境后再开始进行矫正。

牙周病患者的牙列不齐也可以用正畸来应对，而且由于支持组织已经有吸收，牙齿移动会更容易，相对可以简单排齐。但是，如果不是用轻力慎重移动，骨吸收加重可能导致牙齿脱落。另外中度到重度的牙周病患者很多需要在修复前进行矫正，一般都可以只用圆丝整平就能结束正畸了。

牙列矫正逐渐进行的过程中，会出现一些附着龈不足、菌斑难以控制的部位，或由于牙龈退缩产生美学方面的问题，这时可以采用牙周成形手术来对其进行改善。

最终的修复设计，要通过利用临时修复体不断试错来决定。特别对于冠根比很差的中度到重度的牙周

表1 治疗顺序（牙周治疗、根管治疗）

	治疗顺序	所需处置	
1	拔除明显无法保留的牙齿	除外需要用牵引方法使骨再生的情况	
2	牙周基础治疗	菌斑控制、根面平整	
3	根管治疗	考虑根尖病损的大小，如果是需要用氢氧化钙等暂封的情况，则应早期开始治疗	
4	牙周基础治疗再评估	视诊、牙周探诊	
5	牙周外科处置——清理龈下环境	进行根面刮治	
6	牙列矫正	纠正咬合平面、牙列	
7	牙周外科处置——修整牙龈表面的外部环境	对存在美学问题的部位和菌斑控制困难的部位进行整理	
		牙周成形手术	游离龈移植术、结缔组织移植术、带蒂瓣移植术
8	最后一副临时修复体	决定最终修复体的设计	
9	制作最终修复体	评估临时修复体的效果，对其进行复制	
10	戴入最终修复体		
11	定期维护		

病患者，即使进行了再生治疗，也无法完全抑制牙齿松动，不得已需要使用修复体将其连接固定。对于连接固定的范围，可以让患者戴用临时修复体，做非正中的运动，把食指放在上颌的各颗牙齿上，通过感受其振动幅度来确定。

在术者和患者对目前牙齿的美观性和功能性都满意的基础上，将现有临时修复体的形态位置复制出来去制作最后一套临时修复体，但牙周病患者的牙周组织的实际缺损越大，临床牙冠就容易做得越长，美学难以让人满意，而且功能方面由于牙齿松动也很难获得稳定的咬合。因此，牙周病越严重，咬合重建难度越高。

另外，牙周病病例中存在很多风险因素，即使得到了改善，为了实现长期稳定的预后效果，也要把修复治疗的终点当作新的起点，去进行细致的维护工作，发现口内有变化倾向立刻采取对策。牙周病患者的治疗复杂、治疗周期长，因此在维护中和患者的接触时间会非常多，大家必须意识到维护对牙周病稳定的重要意义，积极地去执行。而且，不得已需要再次治疗的情况也很多，必须和患者构建起良好的人际关系。

2-2 日常临床中碰到的牙周病的进展模式

　　牙周病一开始是由于不良的菌斑控制，导致牙石在牙根面上沉积，进一步使上皮向根方生长，牙槽骨吸收，这样一步步进展的。

　　一般来说，牙周病的发生是牙周病细菌引起的感染所致，这是众所周知的事，但咬合干扰和副功能等对"牙齿施加过大的力"的问题，当然也是导致牙周组织炎症、牙槽骨吸收的一个促进因素。

stage 1 后牙区

　　牙周病常常开始于菌斑控制难度大，又承担较大咬合力的后牙区（第一阶段）。另外，受力方向如果和牙体长轴的方向一致，还不会造成那么大问题，但后牙区牙冠形态复杂，存在很多作为𬌗面形态构成要素的牙尖和牙嵴，这样一来，如果上下牙不是在一个理想的位置关系上，就会产生很多咬合干扰点，容易对牙齿施加侧向力或旋转力。另外，如果还有牙列不齐，情况将更加严重。

　　伴随着牙周病的进展，牙槽骨吸收加重，支持组织丧失的牙齿无法发挥切实的咬合支撑作用，松动和下沉反复交替，最终导致后牙区的咬合高度降低。

stage 2 上前牙区

　　进行到第二阶段，受到后牙区咬合高度降低的影响，下颌前牙切缘顶在上颌前牙舌隆突上的力就会慢慢地越来越大。

　　上前牙相对容易发生扇形移位，虽然是单根牙，牙周病控制起来比较简单，但由于后牙区牙周病导致的咬合支撑不足，下前牙撞击的力量对于单根而且唇侧骨壁很薄的上前牙来说，就成为过大的负担，导致骨吸收。如果牙周病进展到上前牙区，会造成咬合更加不稳定。

stage 3 加速牙周病的发展

　　在第三阶段，上颌前牙区的牙周病继续发展，下颌前牙的撞击引起的侧向力使上前牙发生扇形移位，牙间隙增大。牙间隙会在吞咽的时候造成问题。所谓吞咽就是把食物咽下去，由于舌头上抬和颊肌的收缩等口内压力增高，食团自主或反射性地从口腔被送到咽部。也就是说吞咽的时候，口腔内部需要保持负压，舌头需要填补住牙间的缝隙，而开始不自主地向前运动，产生舌前伸习惯。舌前伸习惯的舌头压力是正常人吞咽时的2倍以上，对牙齿施加的这种过大的压力也进一步加速了牙周病的进展。这种状态持续发展下去，牙列中的多数牙齿会松动，想要恢复咬合的稳定就非常困难，咬合高度会进一步降低。

stage 4 咬合紊乱

　　第四阶段就是所谓的咬合紊乱。牙周病影响到全口牙齿后，咬合高度会进一步降低。咬合高度过低会导致固有口腔狭窄，扇形移位加重。固有口腔狭窄的话，舌头没有放置的空间，会有向后退缩的倾向，而与其联动的舌骨上肌群牵拉舌骨，进一步使气道狭窄，从而在睡眠时发生呼吸暂停综合征的症状。而睡眠呼吸暂停综合征被认为可以增加发生高血压、脑卒中、冠状动脉狭窄、心肌梗死等疾病的风险，对全身状态有很大影响。在口腔内部，重度牙周病最终导致牙齿丧失，缺损区域逐步扩大。

　　综上所述，对牙周病的进展模式做了大致介绍，但并不是所有的病例都是这样，也存在一些部位特异性的牙周病。这种部位特异性的牙周病的主要原因是由生物膜造成的细菌感染，但也不能否认其中存在咬合来源的"牙齿过度受力"所造成的影响。

阶段	术前	术后

1

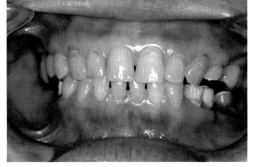 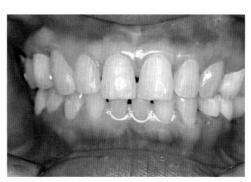

在后牙区，随着牙周病加重，咬合高度逐渐降低。

2

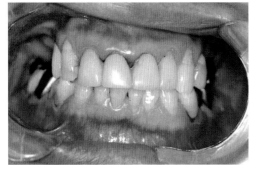

伴随着咬合高度的降低，下颌前牙开始向上撞击，使得上前牙的牙周病逐渐加重。

3

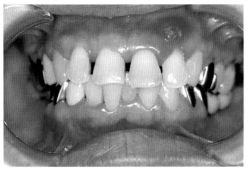

上颌前牙区扇形移位后，开始出现舌前伸的习惯，进一步加重牙周病的发展。

4

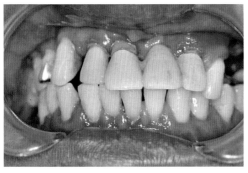 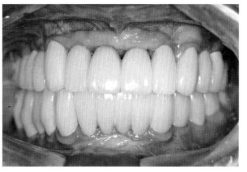

咬合高度进一步降低的同时，固有口腔逐渐变得狭窄，扇形移位、牙周病加重，最后导致咬合紊乱。

01 支撑咬合的牙患有牙周病的病例：第一阶段

1992年的初诊病例
（Dr.上田33岁）

1983　　　1992　　　2018

患者的背景资料 ➤ 患者 45岁，女性　 初诊 1992年11月　 主诉 左侧疼痛

- 看上去很安静的患者。
- 沉默寡言，不怎么开口说话。
- 对于牙科治疗十分配合。

初诊时

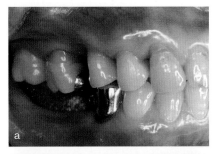
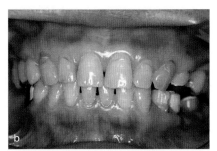
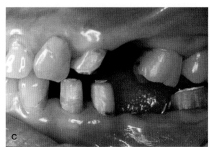

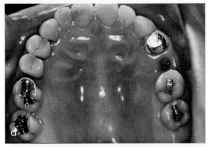
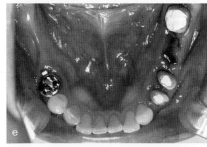

图1a～f　初诊时的X线片以及拔除无法保留的牙齿后的口内照。后牙区存在骨吸收。5 4 3的腭侧发红，怀疑与受力有关。

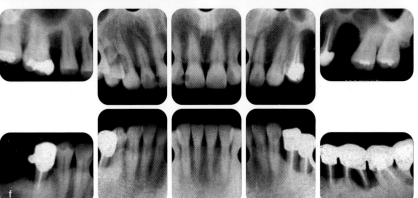

本病例要点

由于后牙区的牙周病加重，后牙区的咬合高度会降低。

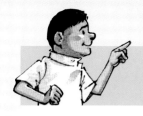

初诊时的考察：检查、诊断

支撑咬合的牙患有牙周病。$\overline{5}$、$\overline{6}$、$\overline{7\,6}$缺损。$\overline{5\,4\,3}$、$\overline{5}$、$\overline{4\,5}$骨下缺损，牙周探诊深度：6~8mm，松动度：M2~M3。$\overline{5\,4\,3}$承受负担，牙齿移位。$\overline{5\,4\,3}$的腭侧牙龈肿胀。

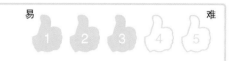

本病例难易度 ▶ 后牙区存在牙周病，轻度牙列不齐。

易 1 2 3 4 5 难

采用

连冠												连冠		嵌体
7	6	5	4	3	2	1	1	2	3	4	✕	6	7
7	6	5	4	3	2	1	1	2	3	4	5	✕	7
											桥修复		

R　　　　　　　　　　　　　　　　　　　　　　L

✕ 缺失　■ 种植体　● 冠修复　● 桥修复基牙

拔牙，初步治疗

牙周外科

$\overline{5\,4}$正畸伸长

临时修复、最终修复

拔除无法保留的牙并进行牙周初步治疗后，开始牙周外科治疗。另外，为了减少牙周袋深度，平整牙槽骨，改善冠根比，今后对$\overline{5\,4}$进行正畸伸长。由于患者希望尽可能保留自己的牙齿，决定只在必要时最低限度使用种植。

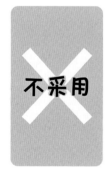

不采用

连冠													嵌体
7	6	5	4	3	2	1	1	2	3	4	5	6	7
7	6	5	4	3	2	1	1	2	3	4	5	6	7
											连冠		

R　　　　　　　　　　　　　　　　　　　　　　L

✕ 缺失　■ 种植体　● 冠修复　● 桥修复基牙

$\overline{5\,4}$、$\overline{5}$进行种植植入。由于患者希望尽可能保留自己的牙齿，要求最低限度使用种植治疗，所以没有采用这个计划。

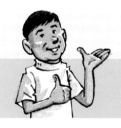

对患者进行的说明、沟通

- "这样放着不管的话，几乎所有的牙以后都要拔掉"。
- "现在再不开始治疗就来不及了"。
- 将上述的治疗计划详细地跟患者说明。
- 在此基础上，患者要求"能留的牙尽量保留"。

左下后牙区：牙周外科，拔牙，临时修复

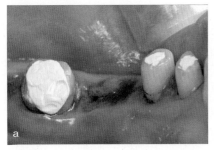 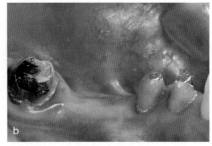 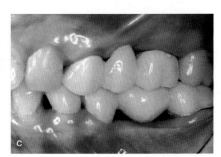

图2a～c　在进行洁治、牙周外科，等牙齿自然伸长之后，戴入临时修复体。

右下后牙区：局部矫正（MTM）

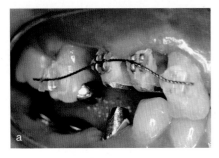 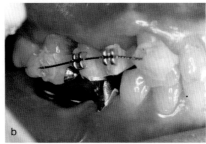

图3a、b　为了减少牙周袋深度，平整牙槽骨，改善冠根比，进行正畸伸长。

右上后牙区：临时修复

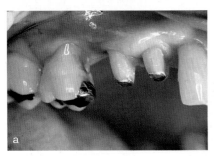 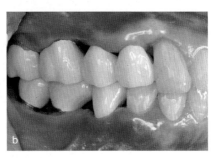

图4a、b　牙周组织稳定后，在临时修复体的基础上设计最终修复体。

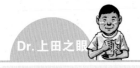
Dr.上田之眼

改善冠根比（CR Ratio）

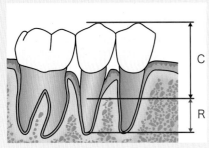 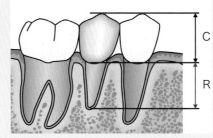

将牙齿正畸伸长后支持组织的体积没有变化，而临床牙冠变短，这样就可以改善冠根比。

治疗结束时

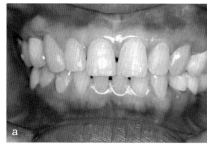

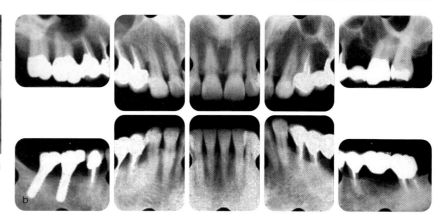

图5a、b 尽可能排齐咬合平面，构建出左右对称的牙弓。

治疗结束时

临床要点

当时对于种植上部结构的制作，有共识要求只做天然磨牙颊舌径的2/3宽度。

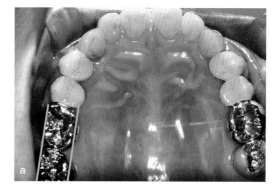

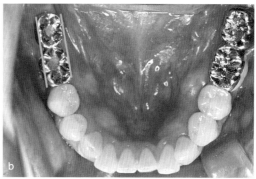

图6a、b 治疗后的咬合面观。右侧后牙区的颊舌向宽度狭窄，咀嚼循环的幅度也变小。

右下后牙区：治疗过程

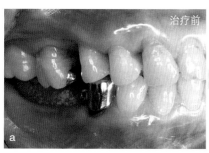

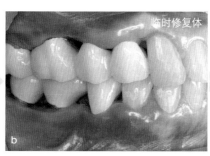

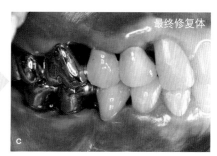

图7a~c 由于获得了切实的咬合支撑，剩余天然牙的负担减轻。

右上后牙区：戴入最终修复体后的治疗过程

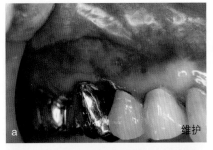
a 维护

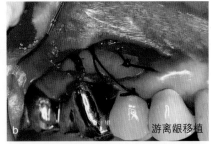
b 游离龈移植

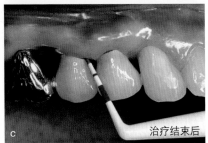
c 治疗结束后

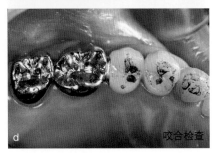
d 咬合检查

> **临床要点**
>
> 维护的时候，也要努力构建一个容易做菌斑控制的牙龈表面外部环境。

图8a～d 游离龈移植，解决了附着龈不足、菌斑控制困难的问题（a、b）。另外，当时为了减轻牙齿受到的侧向力负担，咬合点尽量放在中央窝连线的附近（c、d）。

右侧面观：多年后的变化

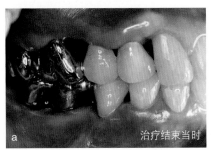
a 治疗结束当时

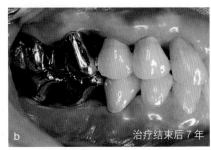
b 治疗结束后7年

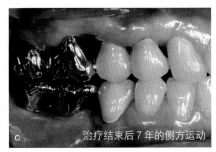
c 治疗结束后7年的侧方运动

图9a～c 对于健康牙齿非常普通的作用力，加在患有牙周病的患牙上就变成了过度的负担。3│远中发现了骨吸收，所以将5 4 3│做成组牙功能𬌗，7 6│种植体侧方运动时脱离咬合。在复诊维护时，逐次少量地对3│进行咬合调整和牙冠形态修正。

> **临床要点**
>
> 用食指放在上颌牙的颊侧面上，触诊感受侧方运动时牙齿的动度。

右侧：治疗前后的X线片

临床要点

在咬合重建中，有牙周病松动牙的话，就不得不将这些牙齿连接固定。

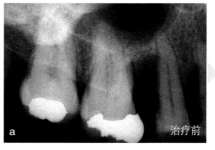

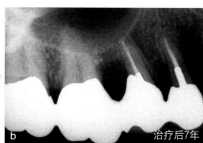

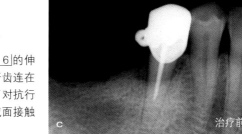

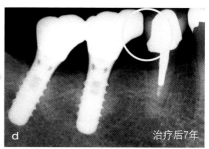

图10a～d 在上颌，为了改善 7 6|的伸长和减轻 5 4|的负担，将这几颗牙齿连在一起固定（a、b）。在下颌，为了对抗行使功能时产生的旋转力，邻接做成面接触（c、d）（黄色圆圈）。

左侧：治疗前后的X线片

临床要点

拔牙后的骨再生，两侧邻牙的牙周膜以及颊舌侧的余留骨的牙槽嵴形态的变化。

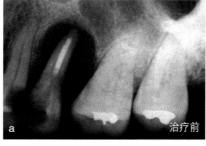

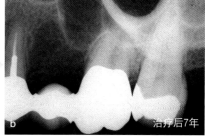

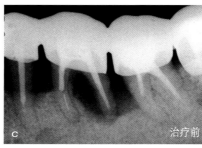

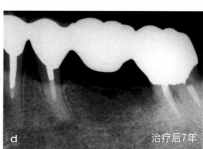

图11a～d |5、|6用桥修复也可以达到牙周组织的稳定。

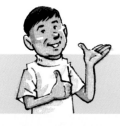

本病例的总结

本病例属于EichnerB1型，虽然患者没有感到咀嚼有非常不方便的地方，但为了防止病情进一步发展到下一阶段，必须要做彻底的处置。实际的治疗计划中，使用最低限度的种植牙进行了咬合重建。

种植牙可以获得确实的咬合支撑，可以非常有效地减轻牙周病中那些支持组织脆弱的余留牙的负担。

02 磨牙区及前牙区患有牙周病的病例：第二阶段

1996年的初诊病例
（Dr.上田37岁）

1983   1996   2018

患者的背景资料

患者 45岁，女性   **初诊** 1996年6月   **主诉** $\overline{8\,7\,6}$ 桥体松动

- 建筑公司老板的夫人。
- 从很远的地方来院。
- 容易沟通的患者。

初诊时

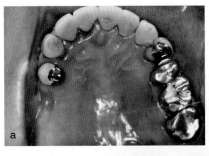
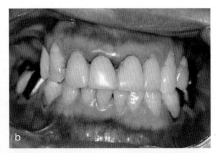
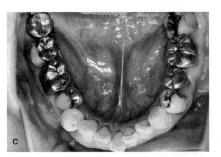
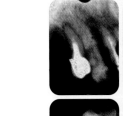
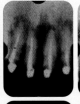
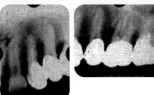
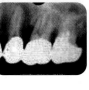
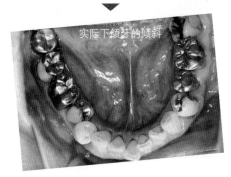

实际下颌牙的倾斜

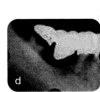
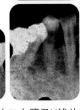
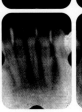
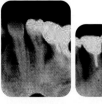
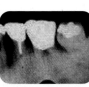

图1a~d 初诊时的口内照及X线片。可以看到后牙区和上颌前牙区存在骨吸收，散在根尖病变。上颌右侧咬合支撑不足，所以上颌前牙区腭侧有红肿的表现。由于右上磨牙缺失，患者只用左侧单侧咀嚼，下颌左侧后牙向舌侧倾斜。

本病例要点

由于后牙的牙周病及偏侧咀嚼，咬合高度降低，上下前牙发生撞击，牙周病发展到上颌前牙区。

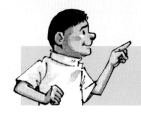

初诊时的考察：检查、诊断

患者牙龈薄、存在附着丧失、口腔前庭狭窄、系带附着异常、龈下龋、下颌位向右侧偏斜、牙龈退缩、楔状缺损等问题。另外，X线片看到有中重度的牙周病，散在根尖病变。

从咬合面观还可以看到牙列不齐，牙轴倾斜，牙齿位置异常，牙周病活动期，咬合磨耗，CF线异常，右侧颞下颌关节压迫等问题。考虑有不良习惯（左侧的力造成的牙列不齐）。

本病例难易度▶ 不需要大幅改变下颌位，但需要正畸、牙周外科、种植等联合治疗。

易　难
1 2 3 4 5

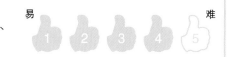

采用

						连冠					连冠		
R	7	6	5	4	3	2	1	1	2	3	4	5	6	7	L
	7	6	5	4	3	2	1	1	2	3	4	5	6	7	
		连冠									连冠		

×缺失　■种植体　●冠修复　┬桥修复基牙

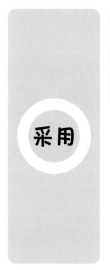

上下种植治疗

根管、牙周治疗

临时修复

最终修复

为了分散咬合力，使咬合稳定，对于支持组织丧失的牙齿，必须进行连接固定修复。而且，由于希望获得早期的咬合支撑，右侧上下先进行种植治疗，其后计划依次进行根管、牙周治疗、临时修复、最终修复。

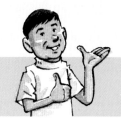

对患者进行的说明、沟通

- "在后面没有牙不行哦"。
- "必须用种植牙。如果不这样，牙齿都会逐渐被拔掉"。
- "如果不进行正畸治疗，没有办法恢复漂亮的牙列"。

用临时修复体来摸索修复的设计

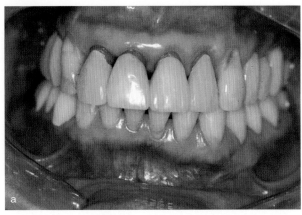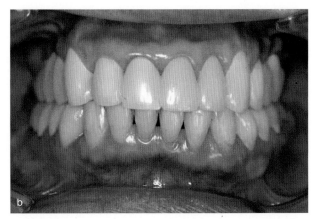

图2a、b　对于牙周病患者，确定其做连冠的范围十分重要。本病例中连冠范围只做到 2|2 的话，前伸运动时 2|2 会向颊侧晃动，前伸切道不稳定。因此将连冠范围扩大到 4|3 。

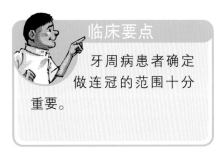

临床要点

牙周病患者确定做连冠的范围十分重要。

术前、术后的口内照

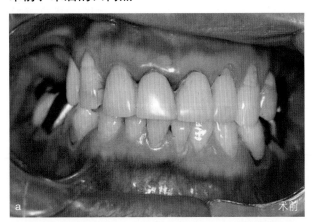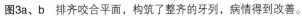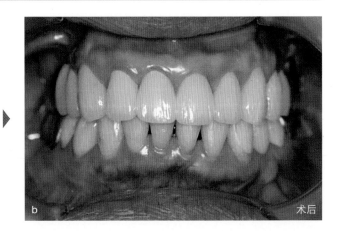

图3a、b　排齐咬合平面，构筑了整齐的牙列，病情得到改善。

临床要点

对于牙周病患者，创造一个容易控制菌斑的环境是获得治疗成功的关键。

术后的咬合面观

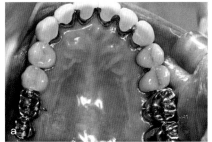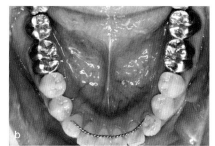

图4a、b　构筑了左右对称，宽阔的牙弓。

术后的X线片

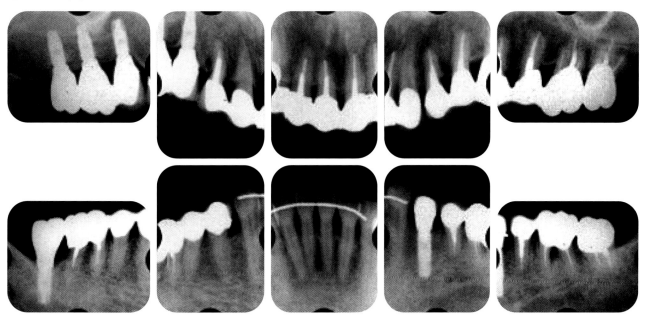

图5　确认牙槽嵴的骨水平，牙周状态稳定。6|6根分叉病变的维护是最重要的地方。

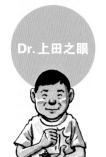

Dr. 上田之眼

牙周病患者做正畸治疗的必要性

对于牙周病的病例，由于牙齿位置明显异常，需要做正畸治疗的情况肯定是非常多的。因此，要预测治疗后的状态，慎重地做出治疗计划。

左上后牙区：根管、牙周病变的处置

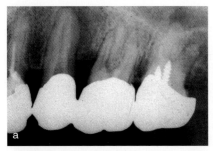
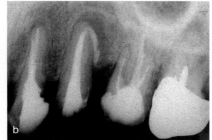
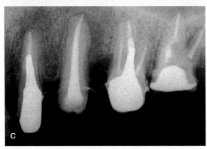
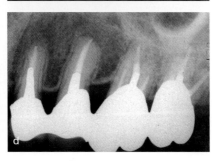

临床要点

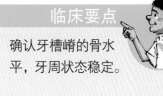

确认牙槽嵴的骨水平，牙周状态稳定。

图6a～d　对于根管、牙周病变，用根管治疗控制根尖病变，然后进行牙周外科的处置。

右下后牙区：游离龈移植

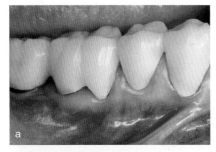
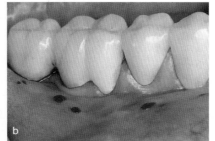
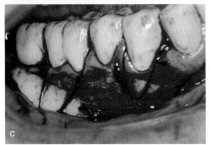
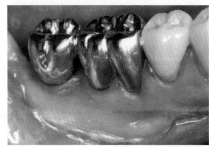

临床要点

将游离龈一直移植到 7| 的远中，获得充足的附着龈。游离龈移植术根据手术方法的不同，预后也有变化，因此要十分慎重地进行。

图7a～d　天然牙和种植牙的穿龈部位存在附着龈会有利于后期的维护。

要点

为了改善牙龈表面的外部环境，做游离龈移植术。
移植瓣定植后，周围的角化龈开始再生。

治疗结束后的侧面观

临床要点

　　上颌颊侧牙尖和下颌颊侧牙尖外斜面紧咬在一起，在今天看来这就成了受限制没有自由度的咬合了。

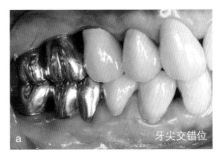

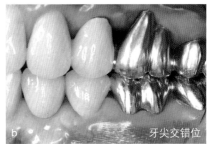

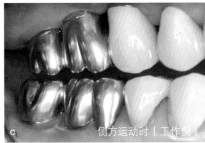

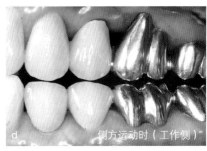

图8a ~ d　当时考虑的是做成正中位点接触，下颌不会发生偏移的咬合。

复诊维护时的口内照和X线片（2011年12月）

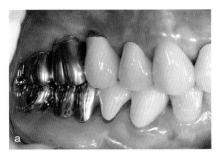

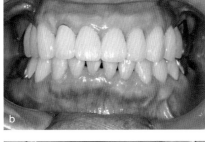

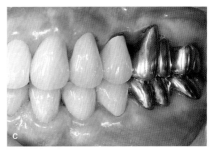

临床要点

　　机体是一直在发生变化的，会发生牙龈退缩等问题。

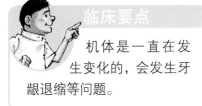

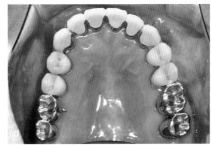

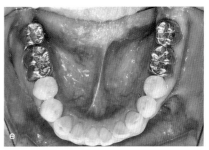

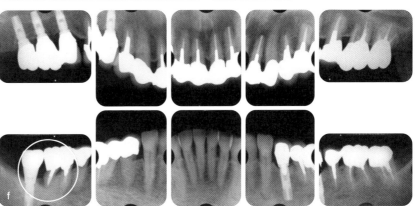

图9a ~ f　术后13年。牙龈多少有一些退缩，6|的远中发现骨吸收。

右下后牙区的变化过程

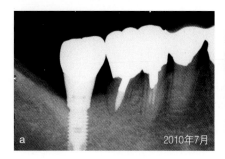
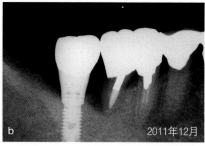

a 2010年7月

b 2011年12月

图10a、b 2010年7月到2011年12月之间，患者由于发生轻度的脑梗死，不能来院复诊。期间，$\overline{6}$远中发生了骨吸收。

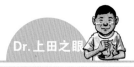

Dr.上田之眼

患者的个体差异：面部形态和咀嚼运动模式的关系

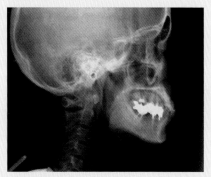

低角面型

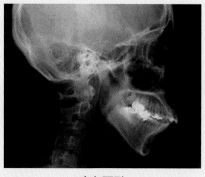

高角面型

从倾向来说，低角面型的患者是研磨型的咀嚼运动，所以牙尖斜度会变得平缓。另一方面，高角面型的患者容易形成切砍型的咀嚼运动，牙尖斜度可以做出一些角度。

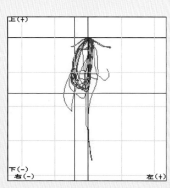

研磨型

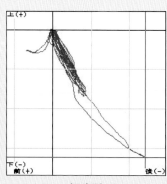

切砍型

- 髁突间距离长
- 面部形态呈方形
- 牙尖斜面角度平缓

- 髁突间距离短
- 面部形态呈长形
- 牙尖斜面角度陡峭

伴随着年龄增长
　髁导斜度变得平缓
　牙尖斜度也变得平缓

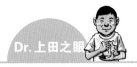

Dr.上田之眼

颌骨的增龄性变化

颞下颌关节中的颌骨随着年龄的增长，特别是牙齿丧失后，其形态和功能都会发生显著的变化。关节结节的高度降低，关节窝会变浅，髁突也会变小。

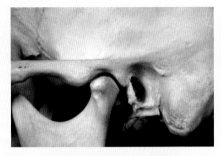
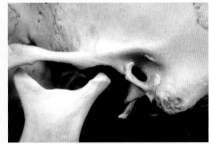

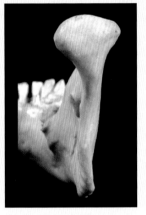
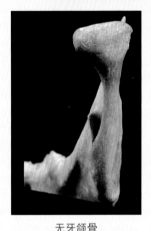

有牙颌骨　　　　　　　　　　无牙颌骨

引用自文献2·井出吉信，阿部伸一，上松博子，坂英树，御手洗智（2001）

推荐材料

牙科用Er：YAG激光器 Erwin AdvErL EVO I（MORITA公司出品）

Er：YAG激光是一种组织表面吸收型的激光，对水特异性吸收。由于含有水分的机体组织蒸发散热能力高、产热少，所以疼痛很少。患者疼痛减轻，对医患双方都有很大的好处。另外，Er：YAG激光蒸发散热反应仅限于照射部位的表层，根据透光性差异，对于组织深部的影响很小，对组织的创伤也很小。是一种可以安全有效使用的装置。

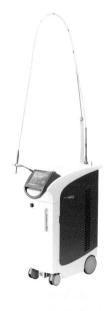

术后17年4个月口内照（2015年10月）

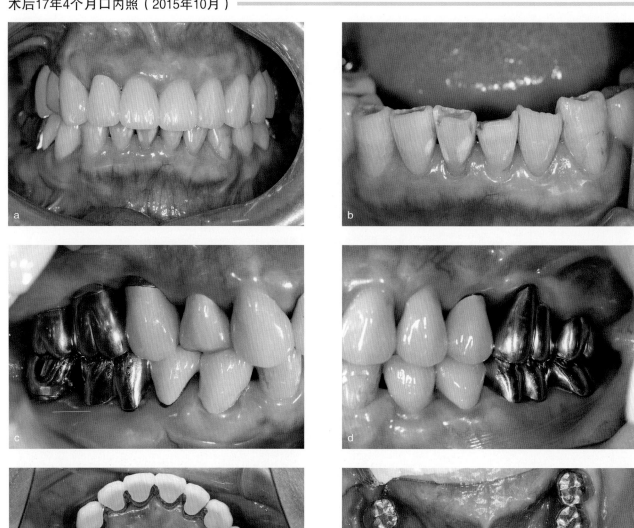

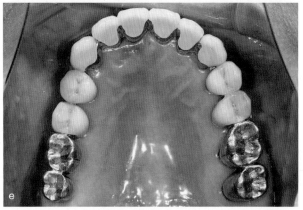

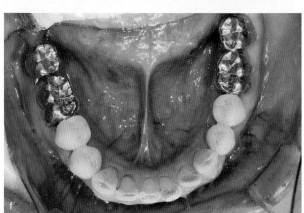

图11a～f　4|崩瓷，7 6|颊侧的骨膨隆。下颌前牙区磨耗，怀疑是由于压力造成的口腔副功能所致。

术后17年4个月X线片（2015年10月）

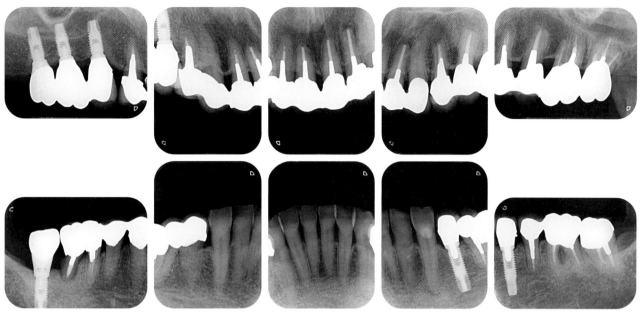

图12　定期复诊维护使牙周组织保持稳定。这些年间，没有发生过牙周病的急性发作，管理得很好。

右下后牙区更多年后的变化

图13a、b　X线片上看到有骨吸收再度发生后3年10个月，可以确认有改善的倾向。

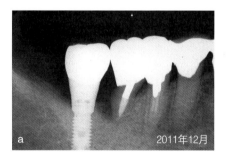

2011年12月

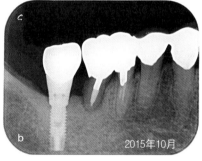

2015年10月

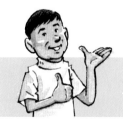

本病例的总结

　　对于牙周病患者复诊维护更显得非常重要。治疗当然也必须彻底进行，但包括咬合在内，时间一长，口内情况肯定会发生变化，所以必须要格外用心做复诊观察。与实际的治疗期相比，治疗后的复诊维护期要漫长很多。

　　另外，用Er:YAG激光可以减轻术者和患者的负担，特别是对高龄患者的牙周袋清理维护十分有效。

01 患有牙周病，上颌前牙扇形移位的病例：第三阶段

2004年的初诊病例
（Dr.上田45岁）

 2004

1983　　　　　　　　　　　　　　2018

患者的背景资料 　患者 56岁，女性　初诊 2004年3月　主诉 前牙牙龈肿胀、牙齿松动

- 虽然能接受医生的说明，但对治疗态度消极。
- 优柔寡断。说慎重倒也可以，但关于治疗的话题总是无法顺利进行。

初诊时

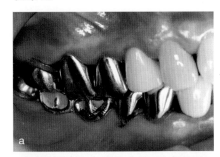 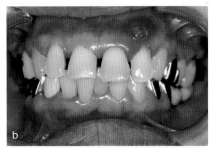 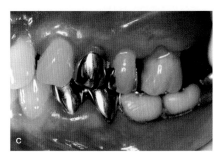

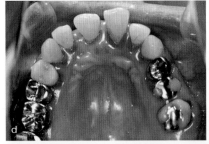 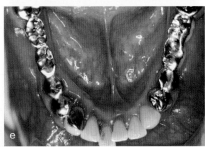

图1a～f　术前口内照及X线片。全口牙龈红肿，牙列不齐，后牙区和上颌前牙区牙槽骨明显吸收。6|Ⅲ度根分叉病变。

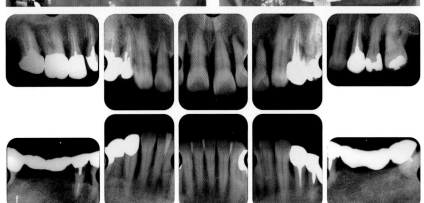

本病例要点

由于上颌前牙的扇形移位，患者开始形成舌前伸习惯。

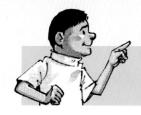

初诊时的考察：检查、诊断

全口中重度牙周病，伴有牙列不齐。上前牙之间有明显缝隙，下颌的咬合面可以看到磨耗的痕迹。另外，还可以看到Spee曲线过陡伴有上颌后牙伸长，⌊4近中牙颈部楔状缺损。

本病例难易度 ▶ 咬合高度降低，必须抬高。全口治疗必须使用一些复杂的处置。

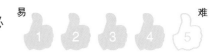

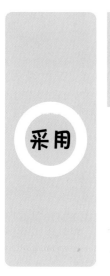

采用

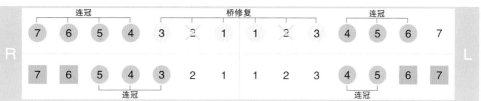

牙周病的初步治疗

植入种植体

牙周外科，牙列排齐

临时修复

开始初步治疗牙周病的同时，为了尽早获得咬合支撑，先行植入种植体。其后，逐步进行牙周外科、牙列排齐（牙列矫正）、排齐后立刻戴入临时修复体。

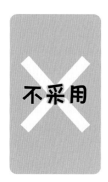

不采用

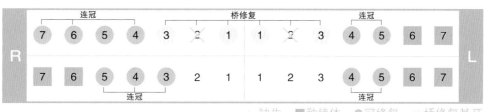

下颌治疗计划相同。⌊6有根分叉病变，与患者说明了很难保存，但由于患者希望尽量保留自己的牙齿，因此这里没有种植，而采用了上面的那个治疗计划。

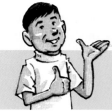

对患者进行的说明、沟通

- "这样下去的话，牙齿都会拔掉"。
- "为了支撑咬合，必须进行种植"。
- 因为根据后面治疗的进展，计划有改变的可能性，所以现在还不能告诉患者说哪颗牙一定可以保留。

下颌：设计种植体植入

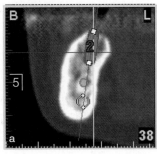
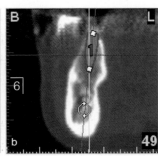
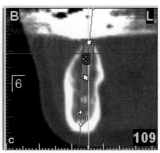
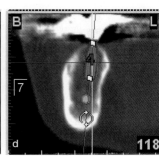

图2a~d　根据CT模拟的结果，确认有足够骨宽度可以种植。在一部分必要的地方需要做骨增量。

右下颌：牙周再生治疗/种植体植入/游离龈移植

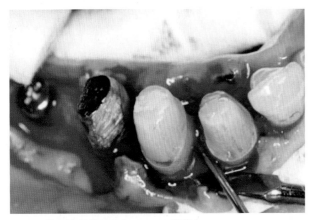

图3a　骨下缺损处涂布Emdogain凝胶。

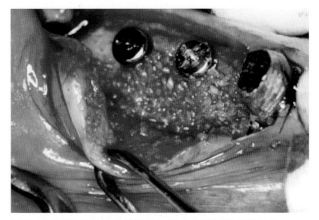

图3b　同时植入种植体并进行GBR（种植同期骨增量）。

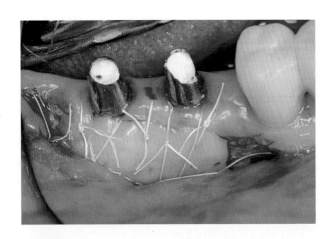

图3c　戴入临时修复体的时候，需要角化龈，所以进行了游离龈移植术。

临床要点

修复体和种植体的颈部获得不可动的角化龈可以提高长期预后的稳定性。

术前、术后的X线片

临床要点

患者希望保持活髓牙来做修复，但做临时修复的时候，如果有自觉症状出现，应该立刻进行根管治疗。

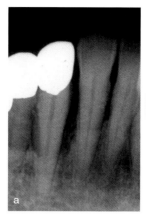

下颌右侧切牙区－磨牙区

术前　　　术后

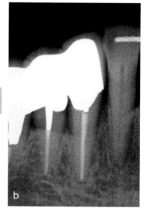

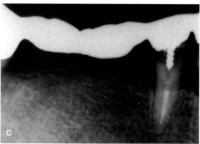

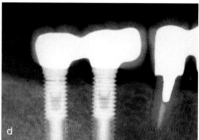

图4a~d　术前、术后的比较。⌐5 4⌐很稳定，但种植体颈部发生了骨吸收。

术前、术后的上颌前牙区

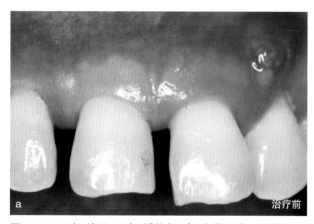

治疗前

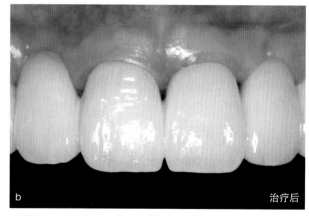

治疗后

图5a、b　2|2拔牙，3+3桥修复。|1有骨吸收，犹豫是拔牙好还是保留好。拔牙的话，就是连续两颗牙缺损，美观性难以获得保证。

临床要点

牙周病患者的前牙区缺损，在美观性方面，桥修复有时要比种植修复更有优势。

术后的口内照和X线片

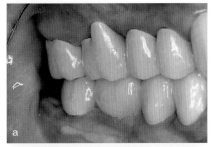
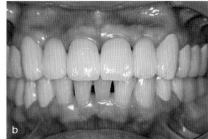
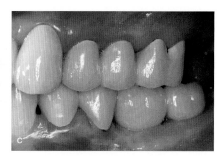

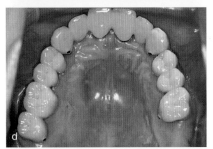
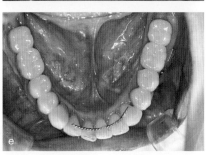

图6a~f　初术后的口内照及X线片。排齐了咬合平面，也构建了对称的牙弓。6̲做了分根术，也想办法保留下来了。

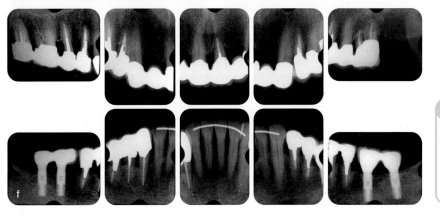

> **临床要点**
>
> 牙周病患者治疗结束后的复诊维护非常重要。

根分叉处的可清洁性

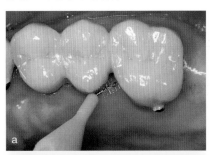
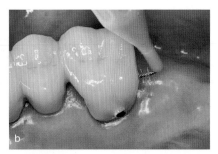

图7a~c　6̲做了分根术。如果在7̲做种植，6̲的根分叉将无法清洁，所以就做了短牙弓。

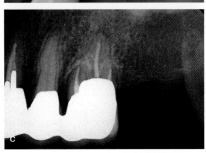

> **要点**
>
> ## 关于6̲对患者的说明
>
> 这个牙的牙周病非常严重，是想尽一切办法才把它留下来的。
>
> 如果不认真刷牙，再坏下去就不得不拔牙了。到那个时候就需要补上两颗牙，不过因为还可以做种植治疗，所以也不用担心。

术后11年10个月的口内照和X线片（2018年3月）

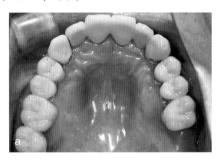

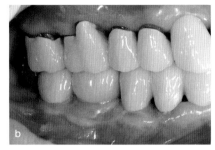
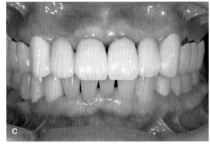
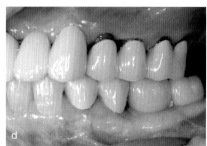

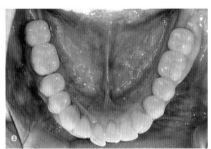

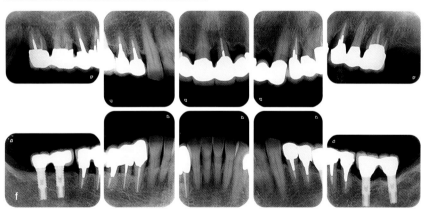

图8a ~ f　患者70岁了。口内照可以看到在上颌后牙区有牙龈退缩。这应该是由于对颌有种植牙产生负荷而造成的。

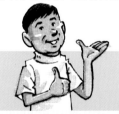

本病例的总结

　　病情已经发展到第三阶段了，这样放置下去，缺损区域会越来越大。因此，为了不让病情继续恶化到咬合紊乱的程度，要彻底进行牙周治疗和修复治疗，使咬合恢复稳定。

　　由于牙周病使某些牙齿的牙周支持组织丧失，变得脆弱，为了让咬合恢复稳定，不得不在修复治疗时使用连冠固定。

01 患有中重度牙周病的病例

2005年的初诊病例
（Dr.上田46岁）

1983 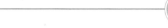 2005 2018

患者的背景资料	患者 61岁，女性	初诊 2005年6月	主诉 不喜欢左边的活动假牙

- 亲戚是牙科相关人士。
- 性格沉稳，配合治疗，但有意见的话会明确说出来。

初诊时

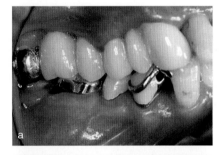 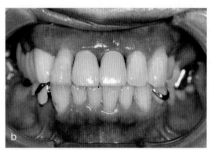 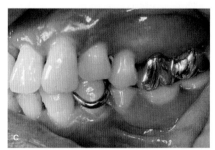

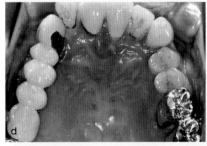 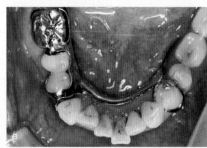

图1a ~ f 术前的口内照及X线片。全口牙龈红肿，牙列不齐，咬合平面紊乱。有一些牙齿周围骨吸收严重，无法保留。

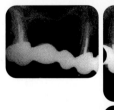 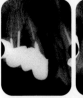 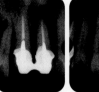 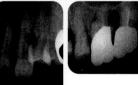

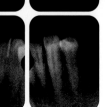

本病例要点

正在发展中的部位特异性牙周病（2|1、3|的远中）。

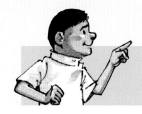

初诊时的考察：检查、诊断

中重度的牙周病。存在无法保留的牙齿。明显的牙列不齐，咬合面像波浪一样。在上颌前牙，1|1向舌侧移位，很勉强地做了修复掩盖着。

本病例难易度▶ 确认有重度牙周病，必须进行牙周再生治疗。另外，牙列不齐也很严重。

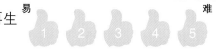
易 1 2 3 4 5 难

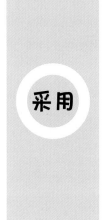
采用

			连冠						桥修复						
7	6	5	4	3	✕	1	✕	2	3	4	5	6	7		R
7	6	5	4	3	2	1	1	2	3	4	5	6	7		L
近中根拔除		桥修复										连冠			

✕ 缺失　■ 种植体　● 冠修复　○ 桥修复基牙

下颌种植植入

上颌种植体植入

牙周治疗，根管治疗，牙列矫正

修复治疗

下颌后牙区没有咬合支撑，所以先进行种植。上颌也先做种植。不久后，进行牙周治疗，根管治疗，牙列矫正。右下的6543备牙，6缺损。种植牙全部做连冠。

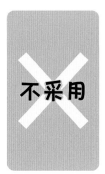
不采用

			连冠						桥修复				连冠		
7	6	5	4	3	2	1	✕	2	3	4	5	6	7		R
7	6	5	4	3	2	1	1	2	3	4	5	6	7		L
连冠		连冠										连冠			

✕ 缺失　■ 种植体　● 冠修复　○ 桥修复基牙

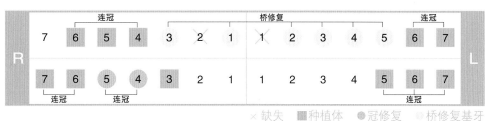

6和3都是重度牙周病，但因为想要尝试保留，所以就没有使用上图这样的种植方案。

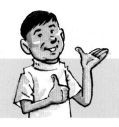

对患者进行的说明、沟通

● "虽然您是因为想把活动牙换成种植牙而来院的，但您口内的问题不仅仅只有这些"。

● "有些牙是不得不拔除的，牙周病进展下去的话，几乎所有的牙都会留不住的"。

● "正畸治疗也是必要的，这是要花一定的时间和费用的"。

$\underline{5\,6}$ 种植体植入/GBR

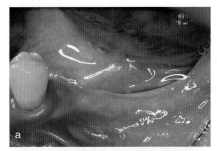
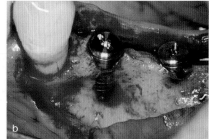

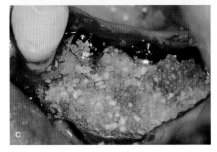
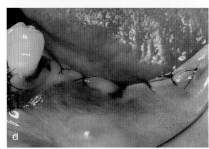

图2a~d 种植体植入时同期做GBR。

上颌前牙区：拔除无法保留的牙齿

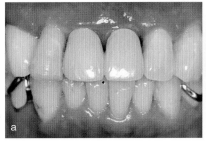
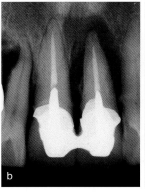
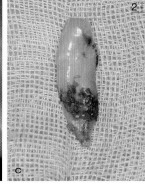
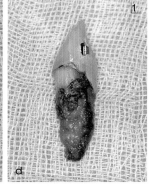

图3a~d $\underline{2}$、$\underline{1}$ 由于骨吸收无法保留，但 $\underline{1}$ 的吸收程度就没有那么严重。

咬合干扰1：上下颌前牙区

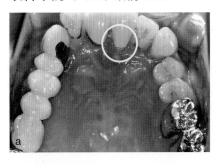
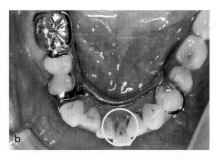

图4a、b 下颌牙列不齐造成的闭口终末位的咬合干扰。$\overline{1}$ 的位置影响到了 $\underline{1}$ 。

咬合干扰2：左侧尖牙区，右侧磨牙区

图5a、b　咀嚼循环中的后牙咬合干扰。可以推测是由于咬合干扰导致上颌牙的状态表现出了差异。咬合循环中有咬合干扰的话（4̄的远中、5̱的近中有干扰），对侧的2̱就会出现问题。另外，右侧呈反Spee曲线，左侧前牙区受到影响。

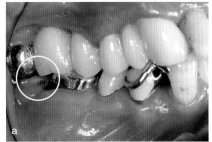
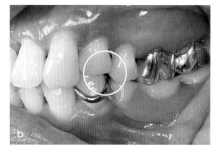

下颌右侧：FOP+Emdogain

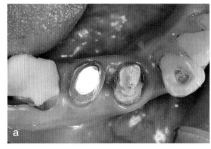
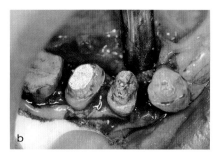

图6a～g　通过翻瓣手术和Emdogain进行再生治疗，同期植入种植体。

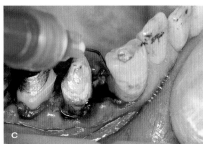
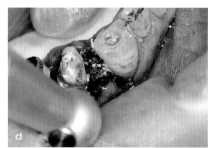

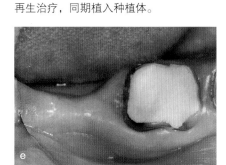
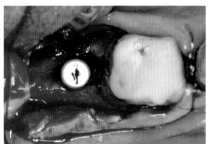
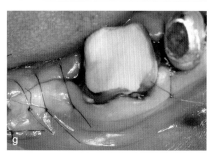

临床要点

让骨缺损区域出血，在缺损部位填入替代材料。然后，为了在替代材料上做出结痂，用激光（CO_2激光）照射。这样，可以抑制上皮向下生长（图6d）。

下颌左侧：二期手术+牙龈移植

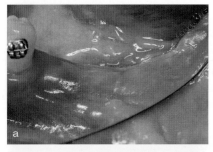
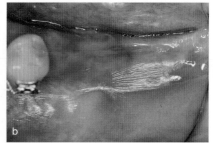
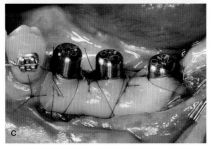
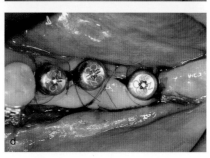

> **临床要点**
>
> 在嵴顶切开的二期手术中，发现种植体上部结构的颈部周围是可动黏膜，很难控制菌斑。

图7a~d 种植二期手术时做游离龈移植手术。

上颌右侧：上颌窦内提升、种植体植入、放置屏障膜、缝合

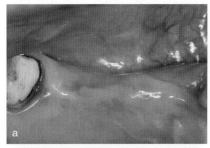
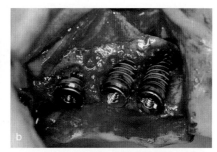
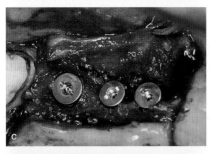
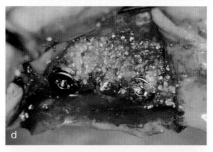
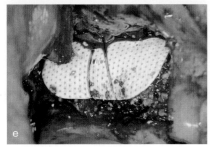
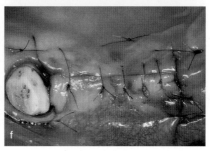

> **临床要点**
>
> 骨宽度较窄，所以种植体有部分露出的表面。因此，必须做好水平向骨增量。

图8a~f 同期进行上颌窦内提升，种植体植入和骨增量手术。

右下尖牙区：治疗经过

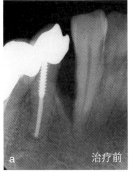
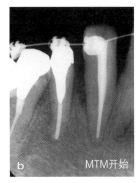
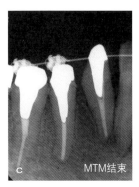
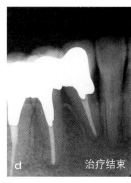

a　治疗前　　b　MTM开始　　c　MTM结束　　d　治疗结束

图9a～d　3̅近中没有骨吸收。远中有重度骨吸收。所以打算利用3̅近中的牙周膜进行骨再生。因此，在再生治疗后，该牙转动了180°。

右下磨牙区：治疗经过

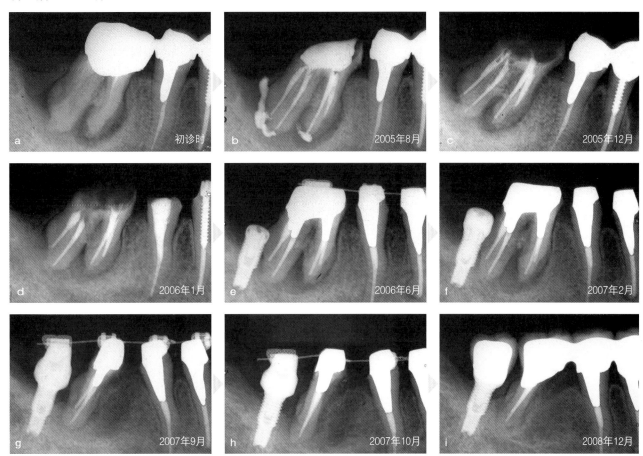

a　初诊时　　b　2005年8月　　c　2005年12月
d　2006年1月　　e　2006年6月　　f　2007年2月
g　2007年9月　　h　2007年10月　　i　2008年12月

图10a～i　6̅的远中根有牙髓、牙周病变。近中侧牙髓病变。用根管治疗的方法等根尖病变痊愈，再进行上述的牙周再生疗法并植入种植体。近中根的牙髓病变没有完全治好，因此将牙根拔除。

治疗结束时

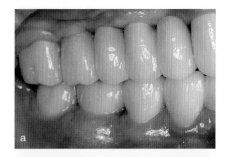
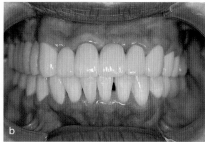
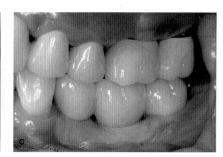

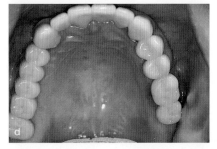
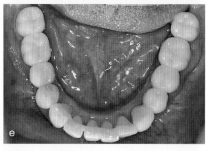

图11a～h 术后的口内照和根尖片，侧位头影，全景片。咬合平面排齐，构建了左右对称的牙弓，重度牙周病的情况下，要获得美观的治疗结果是很困难的。但看侧位头影和根尖片的话，状态还是很稳定的。

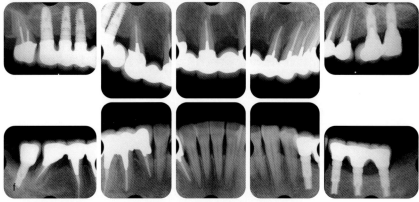

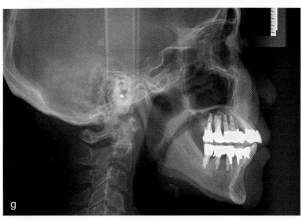
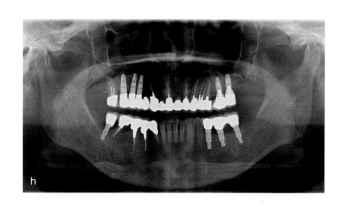

临床要点

充分保障咬合高度，可以避免气道狭窄。

术后9年4个月的口内照及X线片（2018年3月）

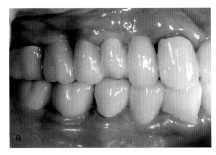
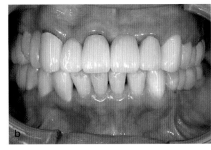
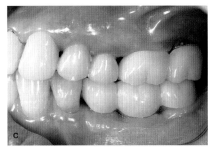
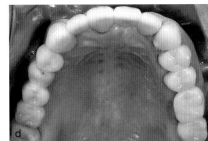
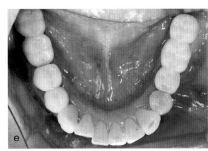

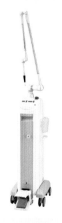

图12a～f 患者现在74岁了。从口内照和X线片上看状态是稳定的，但3 4 5的修复体重新做过了，6 5、5 6 7的种植体上部结构也经过了修理。6很遗憾被拔除了，之后又进行了种植治疗。

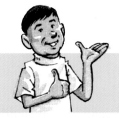

本病例的总结

　　重度牙周病的患者在做咬合重建的时候，由于支持组织的丧失和牙齿位置的明显异常，想要咬合重建是非常困难的。

　　如果把所有的牙齿都磨掉、将牙齿长度变短、降低咬合高度的话，这样虽然可以降低难度，但固有口腔体积会变小，因此不能这样做。

6由于继发龋，只能拔掉。

01 患有中度牙周病的病例

2003年的初诊病例
（Dr.上田44岁）

 1983 2003 2018

| 患者的背景资料 | 患者 67岁，女性 | 初诊 2003年1月 | 主诉 在意上前牙，想要整体变漂亮 |

- "妈妈排球队"队成员。
- 品位很高，喜欢时髦的东西。
- 对治疗的思考方法很诚实。

初诊时

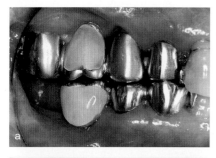
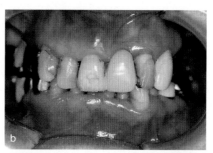
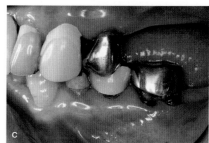
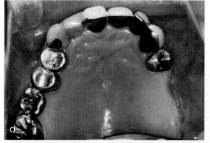
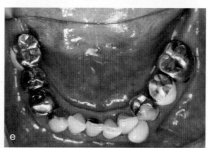

图1a～f 术前的口内照及X线片。全口牙龈红肿，存在中等程度的骨吸收，深覆殆，牙列不齐。下颌的牙弓呈方形，疑似有咬下唇的习惯。

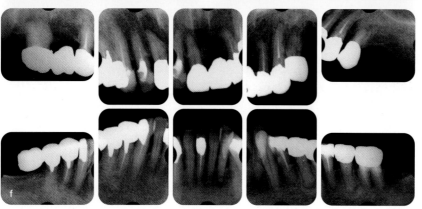

本病例要点

深覆殆，牙周病的状态属于中等程度。

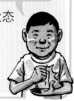

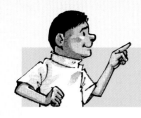

初诊时的考察：检查、诊断

咬合平面紊乱和牙列不齐造成了覆𬌗关系异常，前牙咬合非常深。另外，残存的牙有中等程度的牙周病，咬合降低导致颞下颌关节出现临床症状。下颌单颌呈现方形牙弓形态。有咬下唇的习惯，下颌呈方形，与之相对的上颌牙弓形状不一样，导致上下前牙咬合接触不良。

本病例难易度 ▶ 改变下颌位，使后牙区接触点稍微前移，咬合抬高，获得后牙的咬合支撑，前牙区的覆𬌗变浅，病情自然得到改善。

易 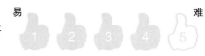 难

采用

	连冠				桥修复							
R 7 6 5 4 3 2 1	✕1 2 3 4	5 6 ✕7 L										

下颌：7 6 5 4 3 2 1 ｜ 1 2 3 4 5 6 7（连冠：下右 5 4 3；下左 4 5 6）

✕ 缺失　■ 种植体　● 冠修复　◐ 桥修复基牙

下颌牙列矫正

临床牙冠延长术

上下种植体植入

首先下颌进行牙列矫正，对齐上下牙列的牙弓。进而对已经是残根状态的余留牙进行临床牙冠延长术，同时左上后牙区和右下后牙区进行种植体植入，戴入临时修复体，再慢慢向最终修复过渡。

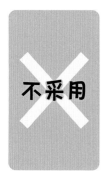
不采用

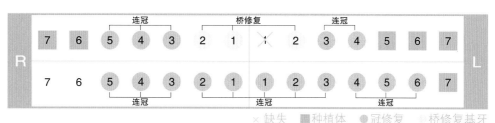

✕ 缺失　■ 种植体　● 冠修复　◐ 桥修复基牙

下颌如果现在再做，就会像这个计划一样把所有的牙都备牙做修复。这样留下几颗天然牙不动，很难制作咬合。

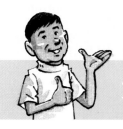

对患者进行的说明、沟通

- "您是游离端缺损，没有后牙的情况，用种植体来修复您缺失的后牙是最佳的选项"。
- "您的咬合状态非常糟糕，所以有必要进行正畸。由于牙齿完全深咬在里面，改善起来会花费很长的时间"。

下颌的牙列矫正

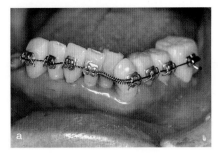 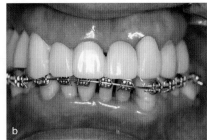 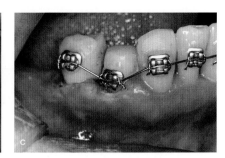

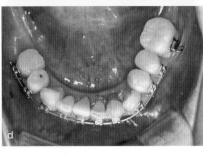

图2a~d　牙列矫正将上下牙列的牙弓对齐（d）。下颌先进行牙列正畸。这是EichnerB2型的缺损，所以先进行一定程度的排齐，为种植体的植入做好准备。

临床要点

由于是修复性的牙齿移动，要配合龈缘线的协调性粘接托槽。

上颌前牙区：进行了牙槽嵴的软组织增量（获得美观效果）

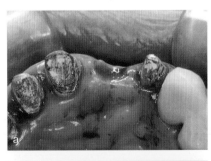 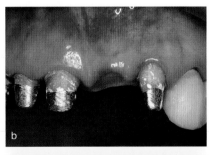

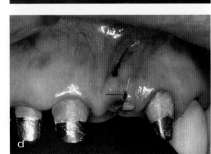

临床要点

移植带上皮的结缔组织的时候，为了确保血供，移植时要将露出部分4倍以上的组织放入潜行分离的口袋中。

图3a~d　为了增加1牙槽嵴的组织丰满度，进行了带上皮的结缔组织移植。

上颌右侧后牙区：临床牙冠延长术

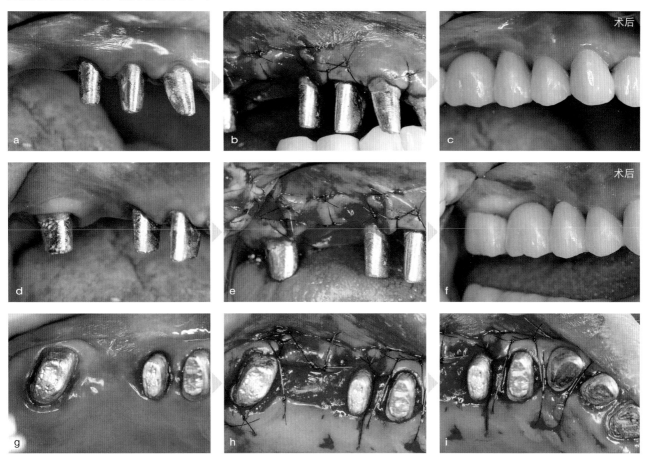

图4a～i 把修复桥体取下后基本都是残根的状态，所以不得不进行临床牙冠延长术。采用简单缝合。缺损区的牙龈向根尖方移动。这样一来，可以同时进行龈下内部环境的整理和牙龈表面外部环境的构建。

推荐材料

Blade Handle Packet（Hu-Friedy公司出品）
适用于牙龈移植的取瓣，上颌区的手术，以及使用弓形刀片的时候。从上颌取带上皮的结缔组织会变得容易。取瓣的时候将刀刃稍稍变平，可以取到更宽的组织。

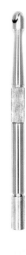

右下后牙区：在带有义龈的模型上制作基台

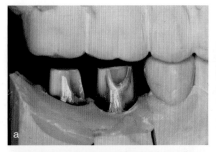

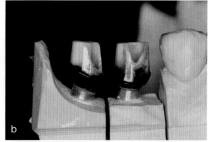

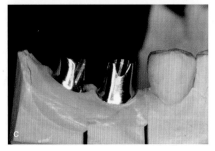

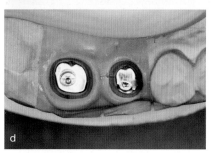

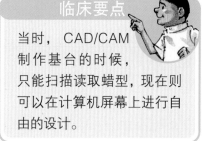

> **临床要点**
>
> 当时，CAD/CAM制作基台的时候，只能扫描读取蜡型，现在则可以在计算机屏幕上进行自由的设计。

图5a～d 制作粘接固位的基台。为了把金合金基台变为成本更低的钛基台，使用了当时刚开始应用的CAD/CAM技术来制作。先制作蜡型，然后将这个形态扫描读取。

右下后牙区：试戴基台

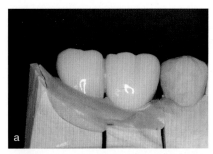

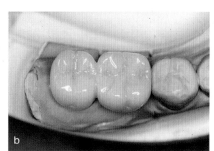

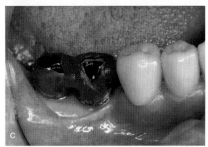

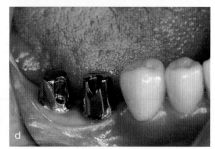

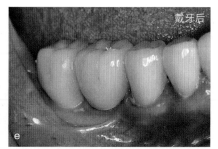

图6a～e 使用临时牙冠和定位器来试戴基台。

> **临床要点**
>
> 本病例当时使用的是外连接的Brånemark种植体。

左上后牙区：基台和临时修复体

图7a~h 和下颌右侧相同，基台的制作也使用了CAD/CAM技术。

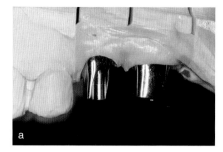
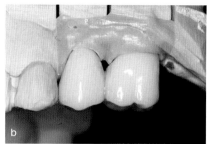
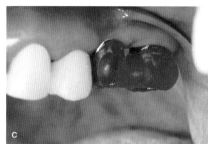
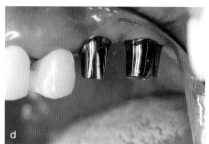
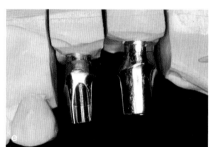
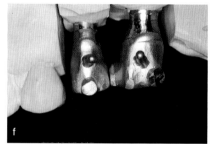
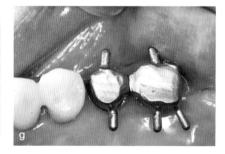
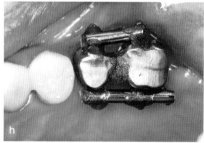

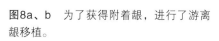

临床要点

有人可能会问为什么用金属支架，这是为了保证精确焊接。

左上后牙区：术前、术后比较

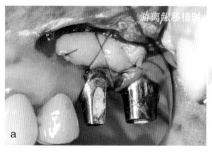
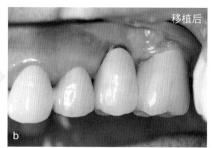

图8a、b 为了获得附着龈，进行了游离龈移植。

上颌前牙区：牙列矫正

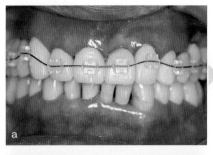 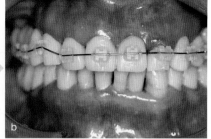

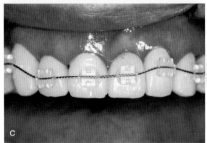 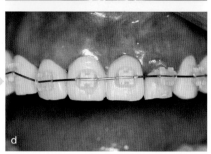

临床要点

从正面观察，决定托槽的位置，调整牙龈缘的协调性。

图9a~d 为获得牙龈缘的协调性而进行了牙列矫正。

临时修复

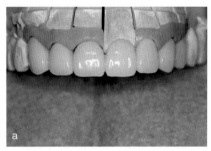 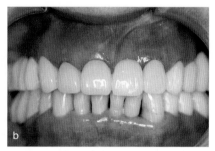 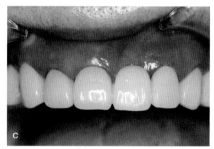

图10a~c 矫正后，用临时修复体固定3个月左右。其后戴入最终修复体。

最终印模、试戴金属内冠及带内冠取模

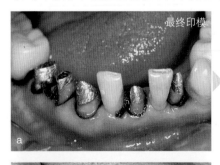 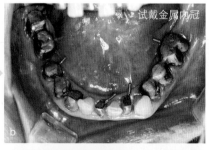

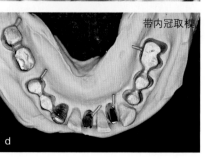

临床要点

全口印模很难一次性取得清晰，不用勉强，将前牙和左右后牙分开，制作金属内冠，最后带内冠一起取模。

图11a~d 上颌矫正治疗后，利用其固定保持的时间，制作下颌修复体。

治疗结束时

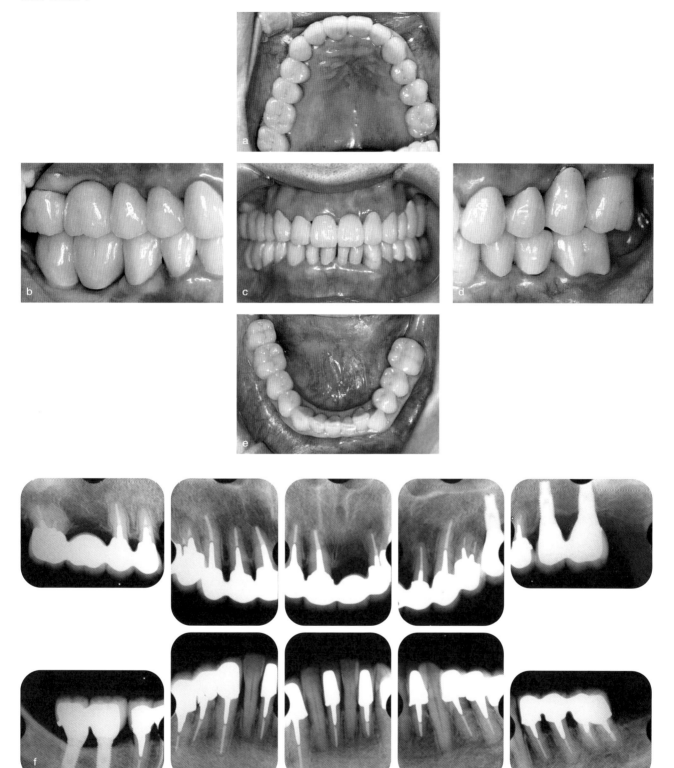

图12a ~ f　术后口内照及X线片。覆殆变浅，下颌稍微后退了一些。也就是说，方形牙弓和咬下唇的习惯没有改过来。

术后8年4个月口内照及X线片（2013年4月）

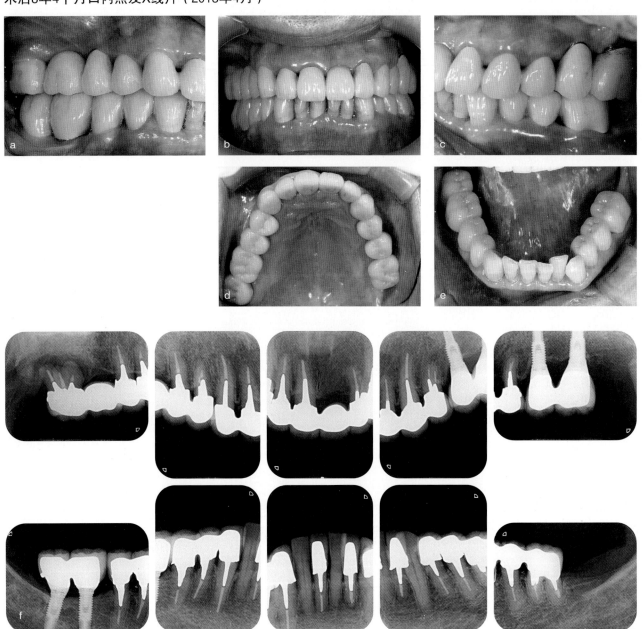

图13a~f　术后8年4个月口内照及X线片（2013年4月）。整体上没有大问题，但X线片上可以看到 7 出现了新的状况。

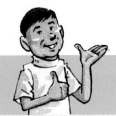

本病例的总结

　　深覆𬌗患者出现副功能的时候，无法磨牙，只会紧咬牙，患者对这种异常习惯认知度低。这种患者的髁突多向后方挤压，作为目标下颌位，多数应该是水平向前方移动。另外，还应该在垂直向上抬高后牙区的咬合。

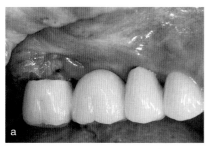
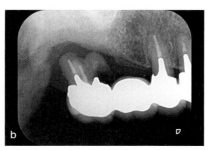
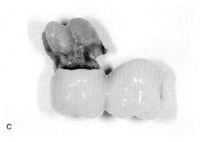

图14a～c 术后13年1个月。7⌋龋坏并伴有明显骨吸收，已经是无法保留的状态，但由于患者服用双膦酸盐类药物，所以要极力保证没有外科创伤，所以等到骨完全吸收后再拔牙。

术后13年3个月口内照及X线片（2018年3月）

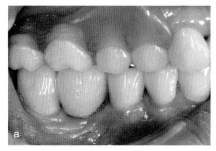
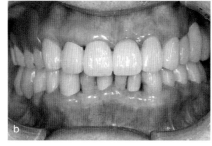
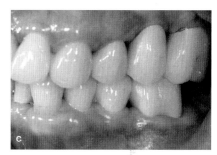

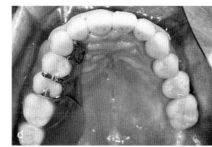
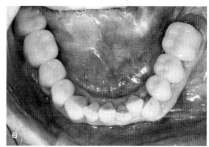

图15a～e 患者已经83岁。7 6⌋戴用弹性活动义齿，但口内照显示整体都很稳定。

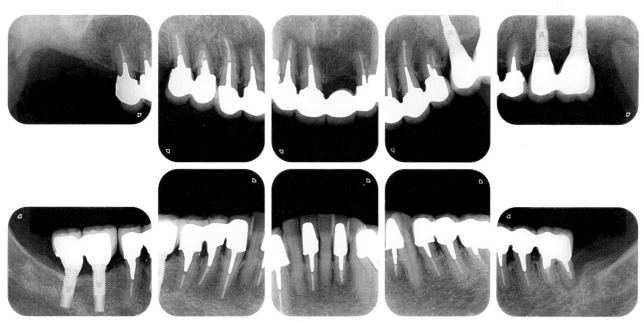

图15f X线片可见全口牙周组织及种植体周组织都很稳定。⌊6的远中有骨吸收。由于患者年事已高，用Er:YAG激光进行维护。

01 患有中度牙周病的病例

2007年的初诊病例
（Dr.上田48岁）

 1983 ———————— 2007 ———————— 2018

患者的背景资料 ▶ 患者 54岁，女性 | 初诊 2007年8月 | 主诉 希望进行全口治疗

- 对于牙科治疗的理解很充分。
- 认识到自己的牙齿正在变坏。
- 有以下的愿望："咬不了东西，希望能咬上""这次想把整口牙都做得漂亮"。

初诊时

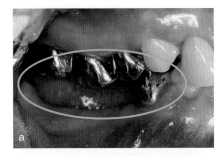
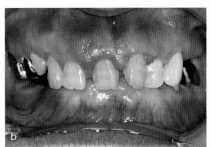
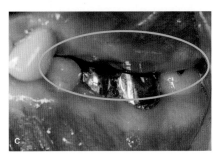

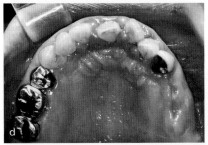
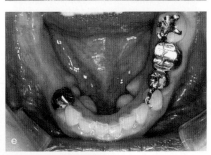

图1a~f 术前的口内照及X线片。上前牙区和4|的位置发现有骨吸收。深覆𬌗，咬合高度降低，所以左侧后牙区𬌗龈距离不足，没有修复空间。

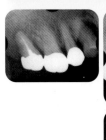
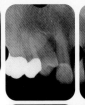
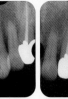

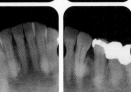
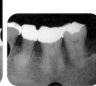

f

本病例要点

感觉下颌极度后退。

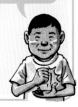

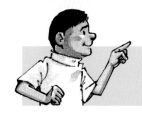

初诊时的考察：检查、诊断

咕合平面紊乱和牙列不齐，下前牙咬到上颌的切牙乳头。也就是极度的深覆𬌗。另外，水平向下颌也是极度后退的位置。余留牙有中等程度的牙周病，由于咬合高度降低，也发现有颞下颌关节的症状。

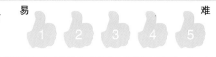

| 本病例难易度▶ | 需要大幅度改变水平向与垂直向的下颌位。 | 易 1 2 3 4 5 难 |

采用

	桥修复			连冠		连冠
R	7 6 5 ╳ 3 2 1	1 2 3 4 5 6 7	L
	7 6 5 4 3 2 1	1 2 3 4 5 6 7
	连冠		连冠

╳ 缺失　▇ 种植体　● 冠修复　桥修复基牙

左右种植治疗

根管治疗

牙周外科治疗

牙列矫正

为了确保咬合支撑，左右先做种植治疗。不用种植将咬合支撑抬高的话，牙齿根本无法移动。这期间再做根管治疗，牙周外科治疗，结束后再开始做牙列矫正。

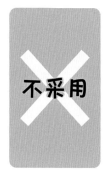

不采用

	桥修复			连冠		连冠
R	7 6 5 ╳ 3 2 1	1 2 3 4 5 6 7	L
	7 6 5 4 3 2 1	1 2 3 4 5 6 7
	连冠		连冠

╳ 缺失　▇ 种植体　● 冠修复　桥修复基牙

7|原本计划植入种植体。但临床上感觉7还能保留，就开始了治疗，到最后也没有使用种植体将其替换。

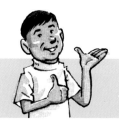

对患者进行的说明、沟通

● "没有牙的地方必须要植入种植体。不这样的话，牙齿会渐渐都要拔掉了"。

● "必须进行牙列矫正，所以需要一定长度的治疗周期"。

牙列矫正（2008年4月）

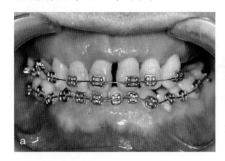 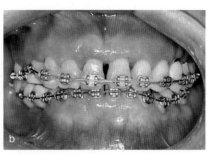

图2a、b　咬合不抬高就根本没有办法粘托槽，所以一直等下颌戴入临时修复体后才开始下颌的矫正。

使用正畸支抗钉（2008年5月）

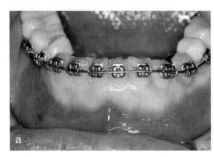 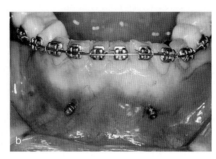

图3a、b　使用正畸支抗钉，试图将下颌前牙压低。

牙列矫正过程中（2008年7月）

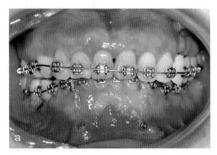 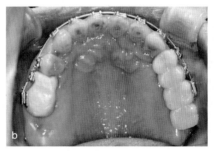 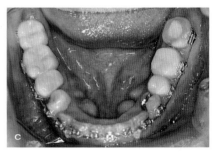

图4a～c　一定程度地完成了排齐，但还要在此基础上稍微压低下前牙。

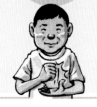

Dr.上田之眼

种植和正畸的关系

植入种植体会形成强力的支抗，一般认为利用这种支抗会使牙齿移动加速，但正畸中牙齿移动是整体进行的，所以在实际临床操作中也可能遇到难度很高的病例。深覆𬌗如果不把咬合抬高，就无法粘接托槽，对于像本病例这种情况，就必须先做种植。另外，本病例的下颌骨有明显的下颌隆突，怀疑有副功能。病情处于第三阶段的状态（下前牙顶到上颌，出现牙列间隙）。

治疗结束时

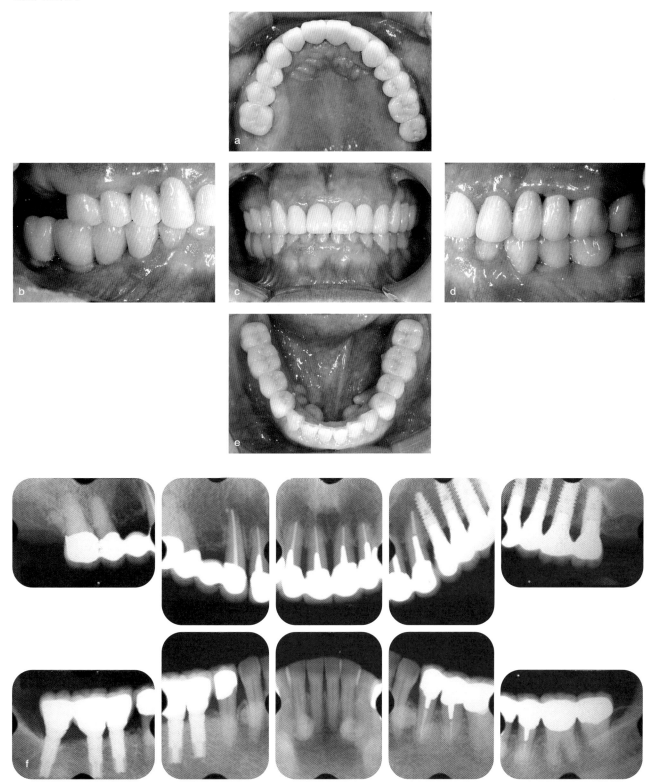

图5a ~ f　术后口内照及X线片。咬合平面排齐，构筑了左右对称的牙列。牙周组织也很稳定。

▼ **治疗前后的曲面断层片，侧位头影的比较**

治疗前（2007年10月）

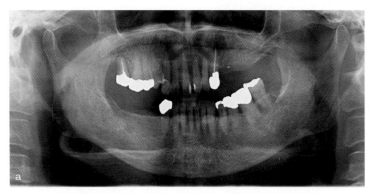

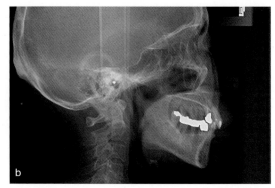

图6a、b　治疗前的曲面断层片和侧位头影。错𬌗关系非常明显。

治疗后（2009年12月）

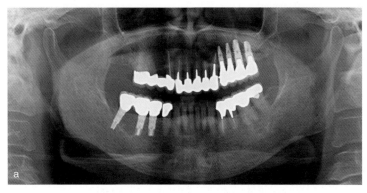

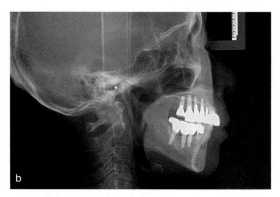

图7a、b　治疗后的曲面断层片和侧位头影。对比侧位头影的话，可以看到术后咬合高度得到了保证。术前的全景片中，缺损区的垂直骨量充足，种植本身难度并不高。骨量要是不足，难度会加大。另外，这位患者有双重咬合（Dual Bite）。也就是说，患者不仅是前伸咬合，在后退的状态下也咬得住。由于牙列的状态有差异，很难取得平衡，要改善双重咬合十分困难。

临床要点

在下颌位需要大幅度变更的病例中，需要注意之后的咬合变化。

术后8年4个月口内照及X线片（2018年3月）

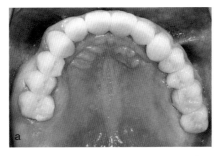

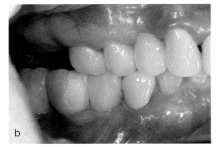
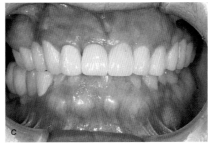
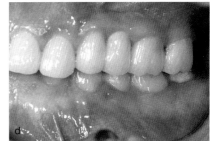

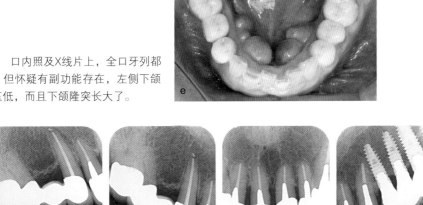

图8a ~ e　口内照及X线片上，全口牙列都很稳定，但怀疑有副功能存在，左侧下颌后牙区压低，而且下颌隆突长大了。

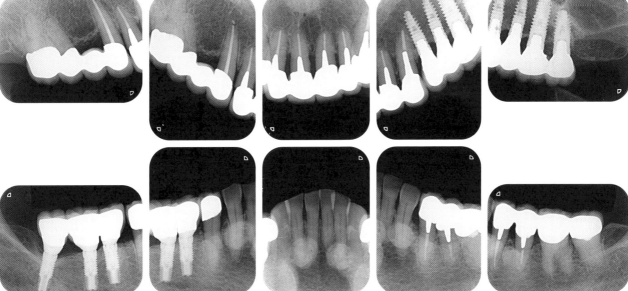

图9　全口的牙周组织及种植体周组织都很稳定，但下前牙区可以看到下颌隆突产生的高密度影像。

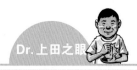

Dr.上田之眼

深覆𬌗的治疗方针

目标是让前牙区的覆𬌗关系变浅，让下颌位稍
微向前，垫高后牙。

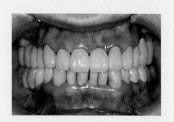 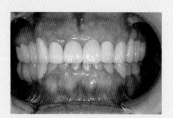

双重咬合

存在牙尖交错位和习惯性咬合位

▼

牙尖的形态变化
水平向的大幅颌位变化

可能造成双重咬合！

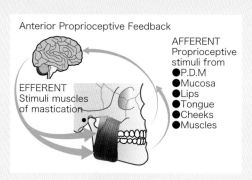

神经肌肉系统

引用自文献30・Robert. L. Lee（1984）有改动

咀嚼运动和吞咽/神经肌肉系统

咀嚼运动和吞咽	・新生儿本能地掌握吸吮反射和吞咽。 ・之后，从婴幼儿期开始吃辅食起，到乳牙列完成为止，后天学习咀嚼运动。
神经肌肉系统	・咀嚼运动在牙尖干扰、疼痛、食物等异物嵌塞时，感觉受体会不自主地回避干扰。

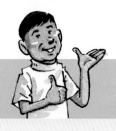

本病例的总结

　　花了大约2年的时间完成治疗。深覆𬌗的难度很高，有的会有双重咬合。其结果就是，对于每一个病例来说，复诊维护和跟踪观察都变得非常重要。牙齿肯定都会移动，肯定都会磨耗。另外，牙周组织、口周肌肉的状态也会改变。也就是说，口腔的状态是每天都会发生变化的。咬合重建不应该被当作是终点，即使做完重建，也要时常检查咬合，这一点非常重要。

多牙缺失：
活动义齿和种植义齿的选择考量

3-1 前言：多牙缺失的咬合重建

1 多牙缺失病例的咬合重建

据报道，牙齿被拔除的原因约有7成是龋坏或牙周病，还有1成是牙根折断。也就是说，口腔卫生状态不佳是导致多数牙齿缺失的原因，牙科IQ低，对口腔缺乏关注，一开始只是少数牙齿缺失的时候，就这样放任不管，缺牙区域扩大，最终变成多数牙齿缺失的病例。

在口腔殆面系统中，咬合支撑不足造成过度负荷，导致颞下颌关节的髁突变形，关节结节高度降低，有的病例中还可能出现关节盘的位置异常和穿孔。这些颞下颌关节的问题都是长期形成的慢性病症，虽然不表现出强烈的临床症状，但的确承受着很

大的损害。另外，几乎所有的多牙缺失病例的下颌位都有垂直向和水平向的偏移，而且有咬合高度降低的病例也非常多，这些都是笔者在临床工作中体会到的。还有，重度牙周病导致拔牙的病例中，牙槽嵴会有明显的吸收，因此无论是用活动义齿还是种植，在美观和功能方面的咬合重建都会很复杂，修复操作也很困难。另一方面，在因龋齿导致的拔牙病例中，牙槽骨得到保存的情况较多，修复操作相对容易。

无论怎样，多牙缺失的病例中，咬合关系完全丧失，口颌系统各种组织发生问题的情况很多，咬合重建时想构筑理想的咬合关系十分困难。

2 多牙缺失病例的应对方法

笔者现在应对多牙缺失病例的方法有两种。一种是保留残存的天然牙做覆盖义齿（图1），另一种是拔除所有余留牙，用种植做颌骨支持式的固定桥（图2）。

做覆盖义齿，余留牙需要全部做根管治疗，虽然可以使其变成残根的状态，但也可以将过渡义齿的组织面掏空，以减少对牙齿的负荷，方便进一步进行牙

周治疗。之后，再做修复操作，根据余留牙的牙体状况、支持组织、牙齿位置关系等因素，如果余留牙状态好，可以将其作为套筒冠活动义齿的固位基牙；状态不好，可以用根帽覆盖。

另一方面，如果选择种植，笔者现在不会选择业界很流行的即拔即种、即刻负重的方法，而会采用以前的方法制作。在拔牙之前做好临时过渡义齿，拔牙

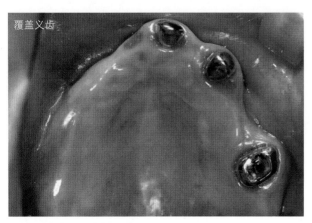

图1 3颗基牙，做套筒冠活动义齿（覆盖义齿）。

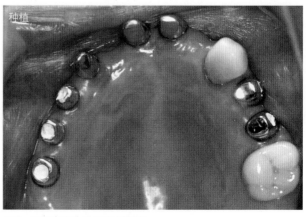

图2 8颗种植体做固定桥修复。

后立刻戴用。等拔牙窝愈合3个月左右后再开始进行种植设计。首先，戴着诊断用导板拍CBCT，使用模拟设计软件，在掌握骨状态的基础上，决定植入种植体的位置、直径、长度和颗数等。在多牙缺损的病例中，笔者对所有种植体的植入均使用导板进行。只在骨质条件好，且种植体直径和长度足够，种植体植入扭力又大于35Ncm的病例中才会采用即刻负重的方案。因此，很多病例都采用的是要经过一段不负重愈合期的传统方案。不负重期间，为了保证种植体不受殆力影响，临时过渡义齿的组织面要充分掏空，确保没有压迫到种植体。黏骨膜瓣缝合后即使获得一期愈合，由于活动义齿对承托区黏膜施加的强大负重，也可能会有种植失败的风险。

二期手术要在经过足够的愈合时间后再进行。理想的话应该在种植体穿出的部位有不可动的角化龈覆盖，因此有时需要做根向复位瓣或游离龈移植，但在牙槽骨极度吸收的情况下，很多时候也会遇到由于咬合肌群的附着发生移动，使黏膜回到原来的位置，而难以获得角化龈的病例。为了应对这种情况，应该让基台从牙龈穿出，肩台边缘放在龈上，从龈缘上方开始制作种植体的上部结构。制作修复体时要注意留出足够的自洁空间，方便患者控制菌斑。

关于多牙缺失病例中下颌位的设定，在全口义齿中，很多医生使用哥特式弓来寻找下颌的位置。哥特式弓描记法将下颌做前伸侧方运动的路径描记下来，形成一个箭头形状，再将顶点前方1~2mm处定为水平向的下颌位。这种方法在寻找与牙尖交错位一致的正中位时非常合理。

但是，多数牙缺失的病例中，髁突变形、关节盘位置关系异常的情况很多，这种病例本来就不存在正中位了。咀嚼产生最大咬合力的时候，有牙的话，牙周膜上的压力感受器发挥作用，将运动的终点与牙尖交错位重合一致，这时神经肌肉系统还可以发挥控制功能，但在多牙缺失的病例中，敏锐的牙周膜感受器没有了，且由于颞下颌关节形态发生变化，下颌向后缩才容易获得稳定。因此，笔者不使用哥特式弓，而采用Peter Dawson的双手诱导法确定铰链运动轴的终点位置，作为水平向的下颌位。而垂直向的下颌位，则按照全口义齿制作中的Willis法（鼻底到颏底等于瞳孔连线到口角）来确定，这样还可以对由于下颌后退造成的固有口腔变窄的部分做出补偿。对于多牙缺失或无牙颌，下颌位稍稍后退一点会更稳定。

关于种植上部结构的美学要素，由于多牙缺失病例中组织的实质缺损往往很大，很多是牙槽骨的宽度和高度都有减少，因此采用在义齿基托等义龈结构之上排列牙齿构筑牙列的方法基本不会出错。

关于种植上部结构的材料选择，最近，为了可以达到没有应力的被动就位，都采用精度更高的CAD/CAM制作，材料选择钛基底加氧化锆。

另外，对于多牙缺失的病例，这么多牙齿被拔除一定是有原因的，很可能存在严重的风险因素，因此务必要细心做好复诊维护。

推荐材料

Denar Mark II 殆架（YOSHIDA公司出品）
为了让高级咬合理论能在日常诊疗中方便使用而开发出来的高精度半可调殆架。在没有髁突运动轨迹描记仪和全可调殆架的时候，也能在日常治疗中检查咬合或制作修复体。临床上不太重视的髁导斜度采用了平均数值，用直接咬合法（checkbite）就可以在短时间内将上下颌模型上到正确位置，再现下颌运动。

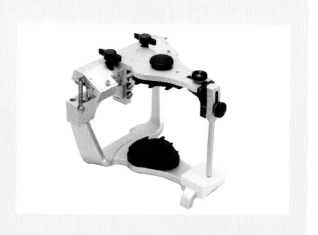

01 上下颌多牙缺失病例1

1996年的初诊病例
（Dr.上田37岁）

  1996
1983   2018

患者的背景资料 ▶ 患者 49岁，女性　初诊 1996年4月　主诉 希望植入种植体

- 虽然是从大学医院介绍过来的，但已经去过很多牙科医院咨询过了。
- 有牙科恐惧症，神经质。
- 很在意天然牙和活动义齿之间的台阶，几次治疗结果都一样，换了医院也治不好，所以精神上压力很大。

初诊时

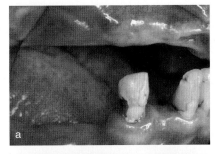
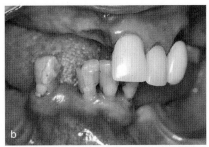
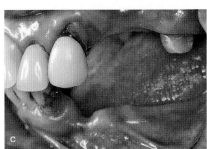
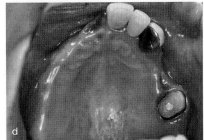
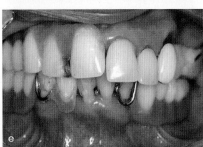
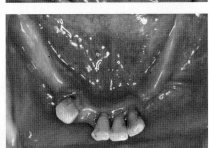

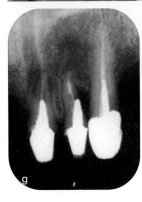
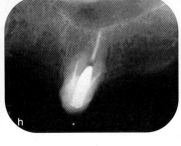
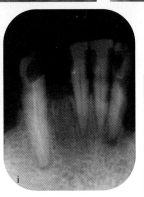

图1a～i　术前的口内照及X线片。3⏌、
⏋2有根尖病变。2⏌已经无法保留。

本病例要点

需要应对上下颌多牙缺失的情况。

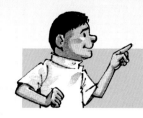

初诊时的考察：检查、诊断

7 - 1|2 4 5 7、7 - 4 2|3 - 7缺失。上下颌多牙缺失，牙槽骨明显吸收。这种多牙缺失的病例，要想以余留天然牙作为基准做理想的咬

合重建是非常困难的，总体来说，要么是做覆盖义齿，要么是拔除余留牙做种植，治疗选择只能是这两者选其一。

本病例难易度 ▶ 要进行种植治疗，但牙槽骨明显吸收。

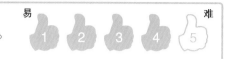

采用

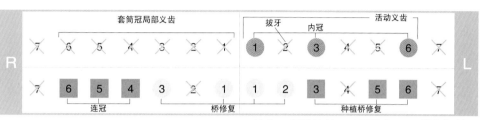

左右种植体植入

游离龈移植

临时修复

最终修复

计划在下颌左侧和右侧各植入3颗种植体，分别连接修复。二期手术时同期做游离龈移植，可以获得附着龈。之后，再用临时修复体来测试患者的满意度，再向最终修复过渡。

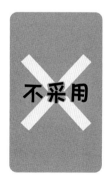

不采用

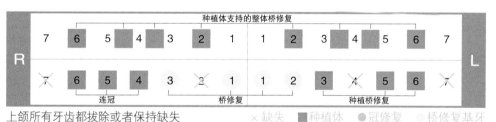

上颌所有牙齿都拔除或者保持缺失　×缺失　■种植体　●冠修复　◎桥修复基牙

现在再做这个病例，上颌会从一开始就把 1 2 3 6 拔除，做种植体支持的整体桥修复。这样术者和患者都会轻松很多。

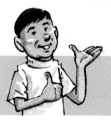

对患者进行的说明、沟通

● "如果想快点治好，可以上颌用覆盖义齿，下颌后牙区用种植义齿来恢复。"
● 患者本人就是想做种植而来院的，一开始对种植就是接受的。

右下后牙区：种植体植入前后的口内照

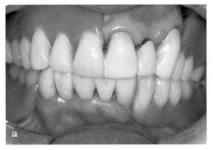 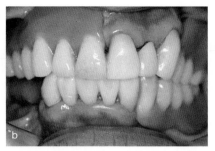 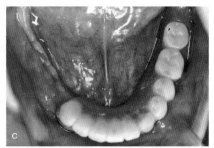

图2a～c 由于患者要保持能吃东西，所以将临时义齿的基托截断，分成两次手术在左右下颌植入种植体。这里计划先在右下植入种植体。

左右下颌后牙区：种植一期手术

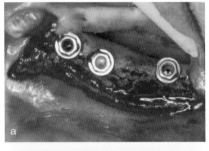 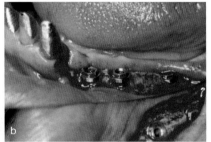

> **临床要点**
>
> 本病例中，没有在附着龈内做切口，导致愈合帽暴露。

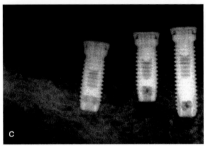 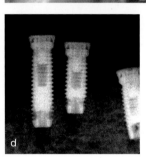

图3a～d 下颌左侧使用3颗种植体做种植桥修复（a、b、d），右侧植入3颗种植体做连冠。

双侧下颌后牙区：种植二期手术/游离龈移植术

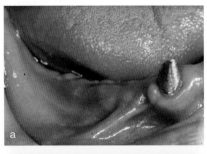 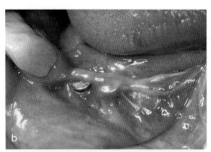

> **临床要点**
>
> 附着龈不足的病例要在上部结构下方留出凹形空隙以促进自洁作用。

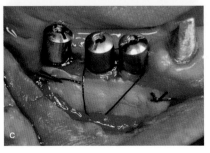 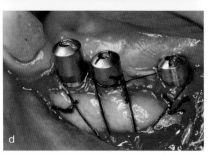

图4a～d 牙槽嵴明显吸收的病例中，即使做角化龈移植，也有很多情况下，可动黏膜会长回来。

临时修复—最终修复

图5a 这种状态下首先要用临时修复去测试患者的满意度。

图5b 上颌的最终修复用覆盖义齿来完成。

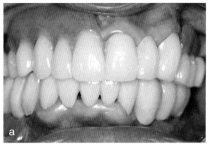
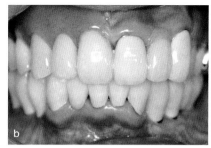

6 5 4 3 的种植诊断（复诊维护后3年进行上颌种植治疗）

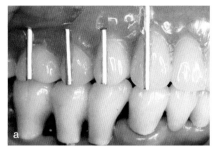
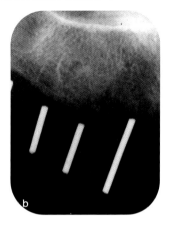
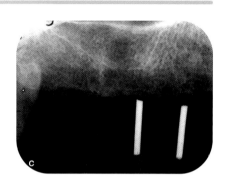

图6a ~ c 术后3年，在患者强烈要求下，对上颌也做了种植的计划。到上颌窦底的距离足够。

右上后牙区：种植体植入

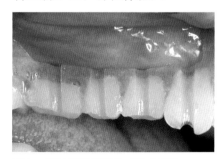

图7a 将诊断用导板改成手术导板。

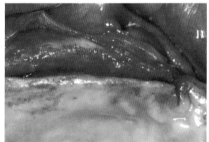

图7b 切开。

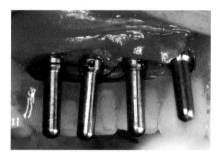

图7c 放入方向指示杆。

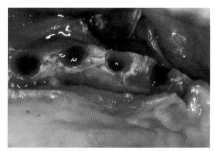

图7d 种植窝备洞。

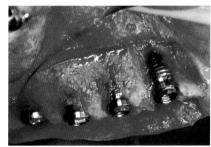

图7e 植入种植体。

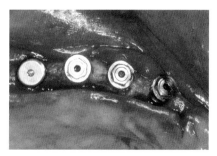

图7f 戴入覆盖螺丝，进行骨增量。

右上后牙区：种植体植入后的X线片

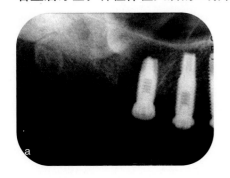

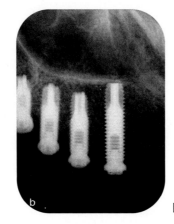

临床要点

在种植体植入时，重视近远中的位置关系。

图8a、b　植入后当天的X线片。植入位置理想。

制作临时修复体

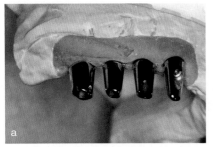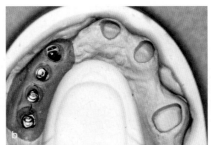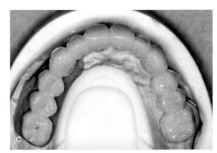

图9a～c　制作基台并制作全牙弓的临时修复体。

戴用临时修复体

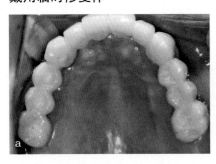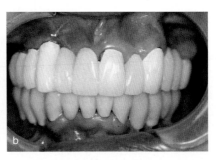

图10a、b　戴入临时修复体。殆平面排齐，构筑了对称的牙弓。在这种状态下，对4 5、2+2进行了阶段性的骨增量。

上颌种植治疗的过程

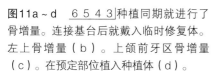

临床要点

为了避免骨增量的部位负重，戴用了固定式的临时修复体，进行了阶段性的骨增量。

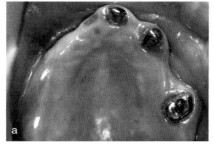
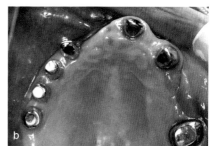
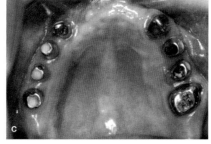
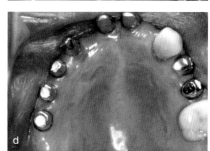

图11a～d $\overline{6543}$种植同期就进行了骨增量。连接基台后就戴入临时修复体。左上骨增量（b）。上颌前牙区骨增量（c）。在预定部位植入种植体（d）。

全景片上的变化过程

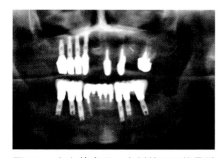
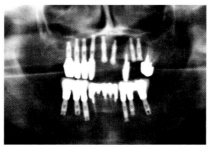
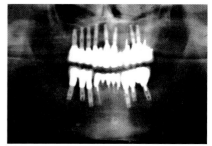

图12a 左上前磨牙，右侧前牙区的骨增量完成。

图12b 种植植入后。

图12c 戴入最终修复体。

推荐材料

Castroviejo HU型持针器（超硬尖）（YDM公司出品）
Castroviejo HU型持针器在尖端闭合的同时卡锁会锁住。新开发的这种卡锁结构可以让缝合变得更加顺畅。另外尖端还使用了耐磨性很强的超硬尖。

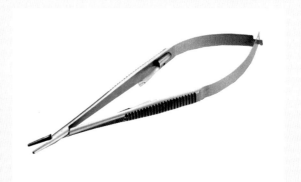

最终修复体戴入后的口内照

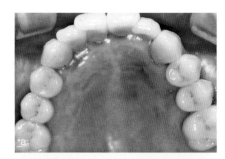

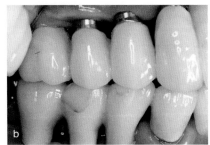
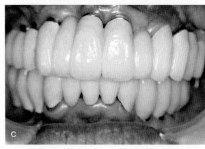
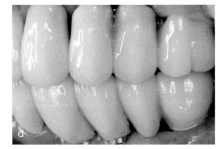

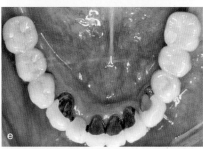

图13a ~ e　平面排齐，构建了左右对称的牙弓。虽然患者对结果很满意，但的确还存在一些美观上的问题。

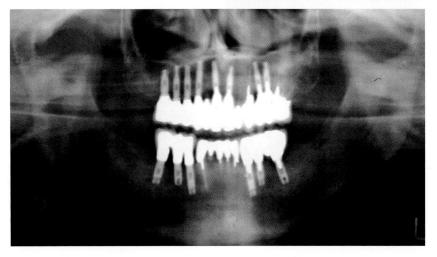

图13f　最终修复体戴入后的全景片。

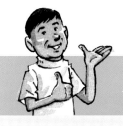

本病例的总结

　　多牙缺失的时候，牙槽骨明显吸收，很多病例都需要大规模的治疗，因此必须跟患者认真说明治疗的周期、费用和治疗后的结果。

　　对于本病例中的上颌，留下了3颗天然牙，如果是现在，应该会选择全部拔牙，做有义龈结构的种植整体桥，这样术者和患者的负担都会少很多。

推荐材料

INTEGO（登士柏公司出品）
INTEGO具有以下的主要特点。医生操作台集合了很多功能，节省空间。简单直观的EasyPad操作界面。可以自由活动的助手操作台。瓶装式纯净水供给系统保证高品质水源。供水系统可以选择hanging hoses的TS型（下挂式）或whip arms的CS型（上挂式）。

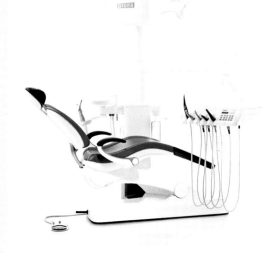

02 上下颌多牙缺失病例2

2006年的初诊病例
（Dr.上田47岁）

1983　　　2006　　　2018

| 患者的背景资料 | 患者 | 56岁，男性 | 初诊 | 2006年8月 | 主诉 | 希望植入种植体 |

- 通过妻子的介绍，从很远的地方来院。
- 经营建筑公司。
- 人很好但性子有点急躁的患者。强烈要求"尽早做完治疗"。

初诊时

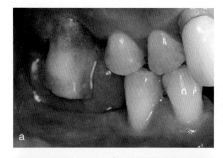

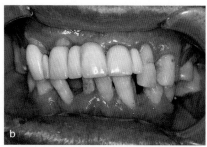

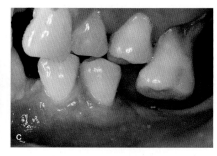

图1a～f　初诊时的口内照及X线片。牙周病导致了重度骨吸收、牙列不齐，下颌位不稳定。

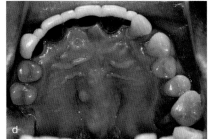

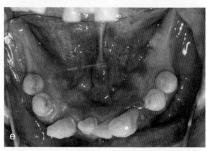

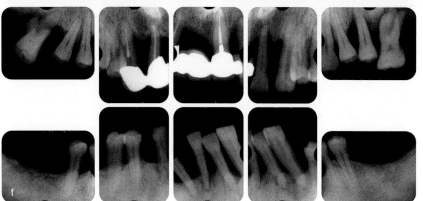

本病例要点

咬合紊乱多牙缺失病例的治疗方法。

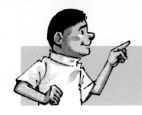

初诊时的考察：检查、诊断

下颌 2|1 2 3 、上颌 6|2 5 6 由于牙周病无法保留。严重的牙列不齐。对于这样的病例，为了让患者在功能和美观方面都没有不舒服的地方，一开始就应该将需要拔除的牙都拔掉，余留牙都做根管治疗后，进行覆盖义齿修复，这样治疗会简单很多。

本病例难易度 ▶ 上颌需要并用牙周固定修复和种植修复，而更麻烦的是患者下颌位不稳定。

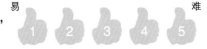

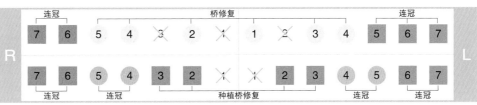

× 缺失　■ 种植体　● 冠修复　● 桥修复基牙

根管治疗

制作临时修复体

牙周处置

种植治疗

如上所示，根管治疗后制作覆盖式的临时修复体（过渡义齿）。其后，计划进行牙周处置和种植治疗。
关于种植，只在2mm麻花钻备洞的时候使用手术导板，后牙区计划做不翻瓣种植。

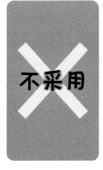

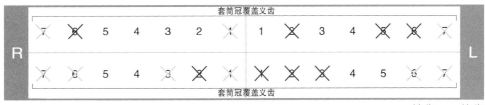

× 缺失　× 拔齿

作为临时修复的覆盖义齿可以就这样当作套筒冠义齿戴着。本病例中患者希望做种植治疗，所以不采用。

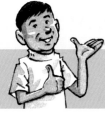

对患者进行的说明、沟通

● "这样下去，所有的牙都会被拔除"。
● "现阶段，尽力治疗还能保留几颗牙"。
● "治疗可能会花一些时间和费用"。
● 患者说"想要知道具体治疗费用"，对其认真解释"这个阶段还无法确定"的原因。

下颌种植术前的口内状态

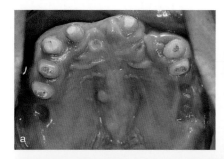
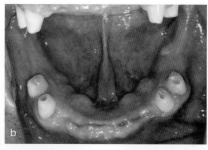
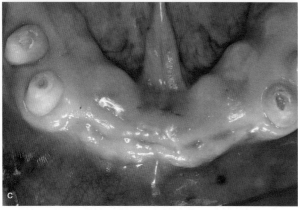
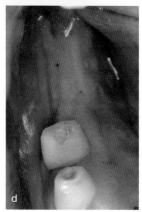
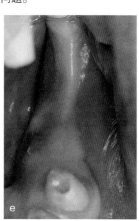

图2a~e 种植术前的口内状态。下颌牙槽骨没有太大问题。

戴用临时义齿

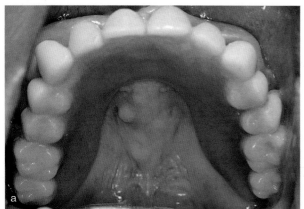
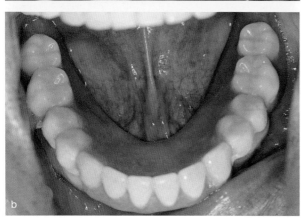
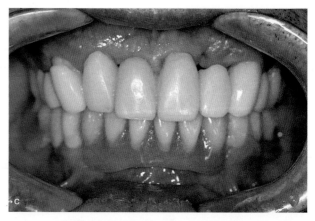

图3a~c 根管治疗后，先戴入覆盖式的临时修复体，这样种植治疗和牙周外科治疗都更容易进行。

临床要点

多牙缺失的治疗，必须使用覆盖式的临时义齿。

手术导板：下颌种植术前

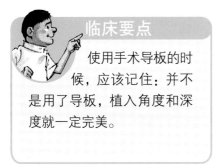

临床要点

使用手术导板的时候，应该记住：并不是用了导板，植入角度和深度就一定完美。

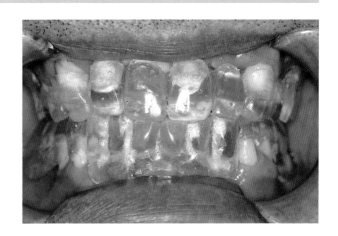

图4 当时，手术导板只在初始备洞阶段使用。在导板确定的位置和方向上，只用2mm麻花钻进行最初的备洞。

模拟种植体植入

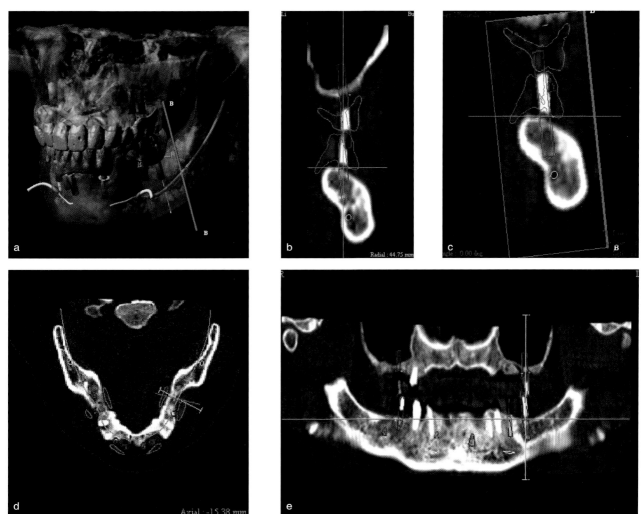

图5a～e 下颌的骨形态，在后牙区的颊侧存在骨缺损、局部凹陷。上颌必须做上颌窦提升才能保证足够的植入深度。从骨形态出发才能准确制订种植计划。如果没有CT就无法知道骨的形态，也就无法做出准确的术前计划了。

用手术导板的种植一期手术1：使用导板引导第一根钻

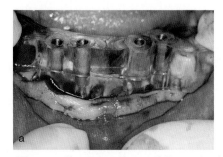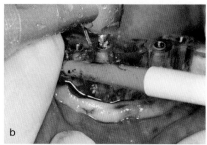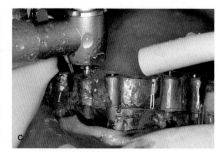

图6a～c　前牙区是在拔牙后种植，因此要把握好正确的骨形态再切开翻瓣。2mm的麻花钻作为备洞的第一根钻。

用手术导板的种植一期手术2：自由手备洞

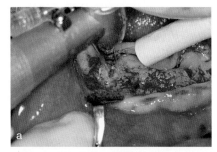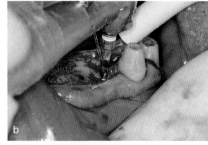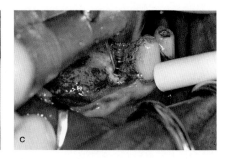

图7a～c　拆下导板，后面的钻都用自由手来备洞，扩大种植窝。

用手术导板的种植一期手术3：植入种植体并缝合

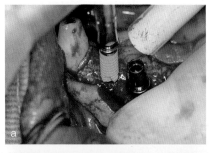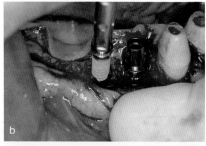

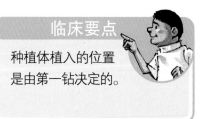

临床要点

种植体植入的位置是由第一钻决定的。

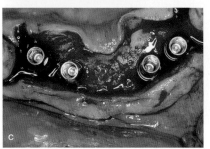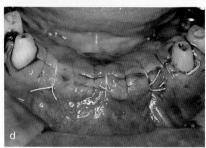

图8a～d　种植体植入时不用导板，这样可以在宽阔的术野下植入种植体。

下颌左侧种植一期手术（不翻瓣）

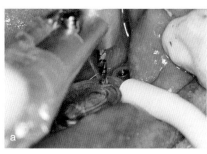
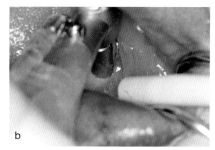

图9a～e　在导板引导下备洞，然后将牙龈用环切钻去除，再植入种植体，最后拧入愈合基台。

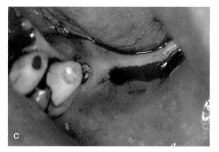
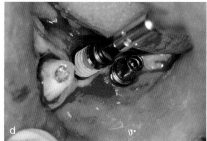
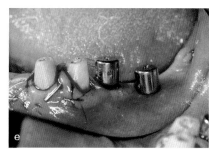

下颌右侧种植一期手术（不翻瓣）

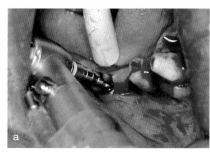
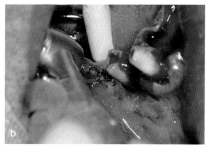
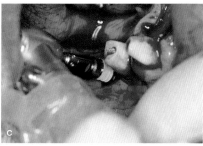
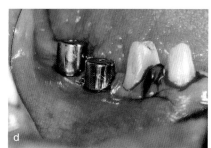

图10a～d　与下颌左侧（图9）采用相同要领植入种植体，最后拧入愈合基台。

临床要点

当时，用不翻瓣的方法植入了种植体，但由于不了解牙槽嵴黏膜的状态，在没有附着龈的部位植入了种植体；因此后来又不得不做了游离角化龈移植。要做不翻瓣手术，牙槽嵴顶角化龈的存在和宽度都非常关键。

种植修复技师操作1：下颌左侧

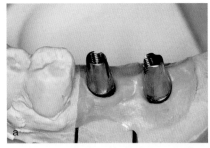
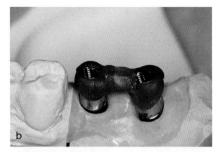
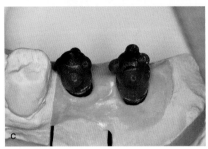
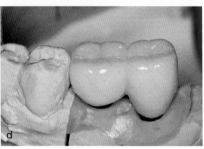

图11a~d　基台和定位器的制作。为了基台水平取模制作了印模帽（c），临时修复体（d）。

临床要点

为了简化椅旁的操作，将基台、定位器、印模帽和临时修复体同时制作完成。

种植修复技师操作2：下颌右侧

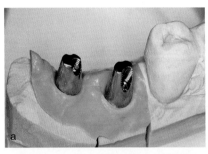
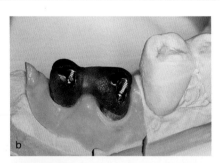
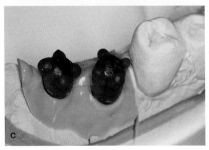
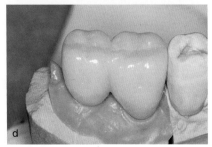

图12a~d　右侧后牙区和左侧的技师操作一样，制作临时修复体。

再次种植

临床要点

再次种植，获得确切的初期稳定，做临时义齿的时候为了让种植体不负重，要切实将义齿组织面掏空。

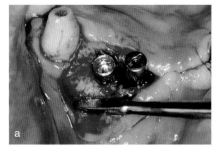
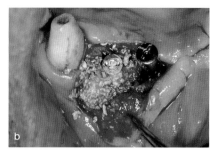
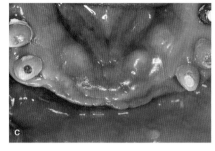
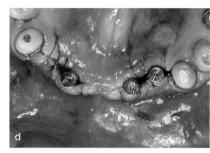

图13a~d 二期手术时，发现3̄没有发生骨结合，进行了再次种植。

上颌右侧种植体植入：上颌窦内提升

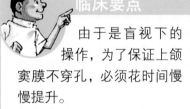

临床要点

由于是盲视下的操作，为了保证上颌窦膜不穿孔，必须花时间慢慢提升。

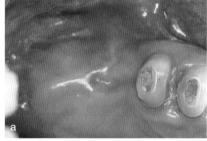
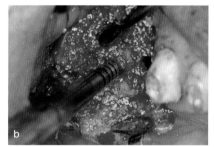
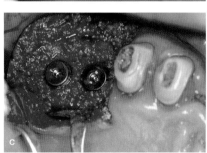
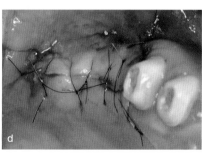

图14a~d 7̄6̄做了上颌窦内提升。之后，又在左侧做了相同的手术。

推荐材料

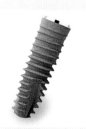

Xive种植系统（登士柏公司出品）

Xive种植系统特点是选择灵活，通用性很高，初期稳定性良好。Xive种植系统在外科和修复操作上都可以提供没有束缚的种植治疗。创新的螺纹设计连同与骨质相吻合的种植备洞方案，使得无论是几类骨都可以获得良好的初期稳定性。修复方面也提供了广泛的解决方案，在疑难病例中，也可以提供实用且可靠的高品质修复。

内提升术前、术后的全景片

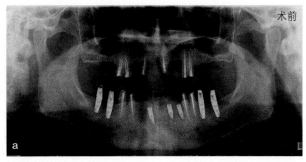
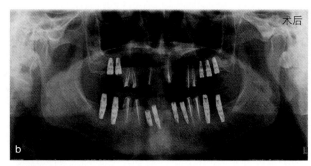

图15a、b　上颌种植治疗术前、术后的对比。安全、确实地进行了上颌窦提升。

最后一副临时修复体戴入时

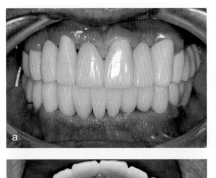
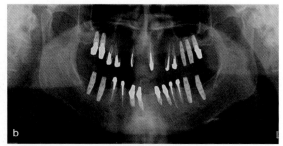

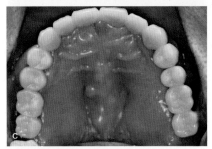
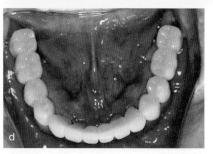

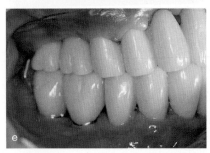
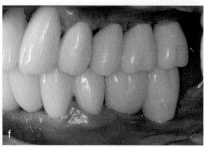

图16a～f　最后一副临时修复体戴入时。本来开始还要进行正畸治疗，获取龈缘的协调性、提升完成度，使结果更漂亮，但患者觉得现在就很满意，不希望进行正畸治疗。

临床要点

最后一副临时修复体就像是定制成衣时的试穿一样，要评估患者的满意度。

术后的口内照和全景片

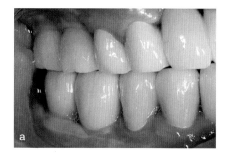
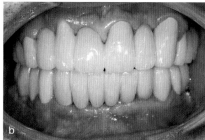
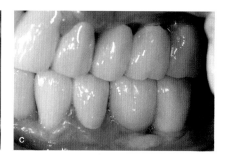

图17a~e 咬合平面排齐，构建了左右对称的牙弓，但本病例的覆𬌗较浅。由于 4|5 做了牙周固定修复，所以前牙只保留了少量的前伸切导。如果覆𬌗深，会因侧向力对牙齿造成过大负担。另外，预计患者是研磨型咀嚼，所以要把覆𬌗做浅。

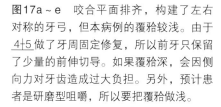
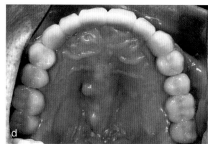
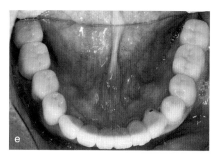

图18 充分的上颌窦提升，种植体周组织很稳定。

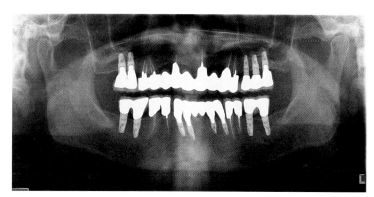

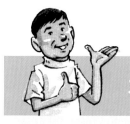

本病例的总结

　　在治疗多牙缺失的患者时，应用覆盖式的临时修复体非常有效。有可以支持覆盖义齿的基牙，之后的牙周外科和种植治疗做起来都会变得容易。另外，包括洁治在内的菌斑控制也会更容易进行。

　　本病例中，采用的是固定式修复，但即使是采用覆盖式修复，也很容易获得患者的理解。

01 固有口腔空间狭窄和睡眠呼吸暂停综合征

2001年的初诊病例
（Dr.上田42岁）

1983 ●————————● 2001 ●————————● 2018

患者的背景资料 ➤ 患者 **47岁，男性** 初诊 **2001年2月** 主诉 **希望做种植**

- 性格很好的中年男性。
- 之前的医生说"必须把所有牙齿拔除做活动义齿"，经介绍来院。
- 希望做种植治疗，而且希望"尽量不拔牙保留天然牙"。

初诊时

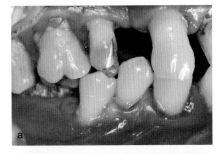
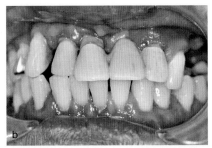
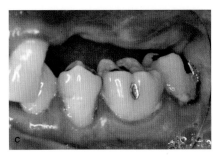

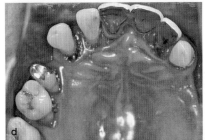
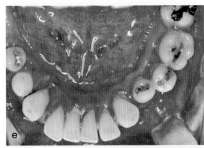

图1a~f 初诊时的口内照及X线片。可以看到有重度骨吸收，上下颌都有扇形移位。怀疑咬合高度降低。

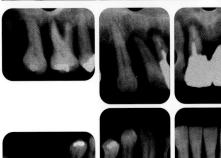
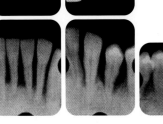
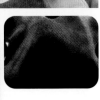
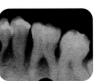

本病例要点

对牙周病第四阶段咬合紊乱的处理方法。

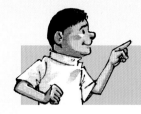

初诊时的考察：检查、诊断

余留牙重度牙周病（第四阶段），牙槽骨严重吸收，咬合平面紊乱，牙列不齐，上颌多牙缺失。另外，患者还有咬合高度降低，固有口腔狭窄，吐舌习惯等问题。

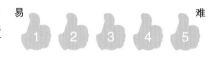 最终能够保留下来。但本来如果能拔除这些牙做种植体支持的整体固位桥，对患者、术者的负担都会小很多。

| 本病例难易度▶ | 牙周病导致骨吸收严重，种植困难，另外由于保留了少量天然牙，植入的位置受到限制。 | 易　1　2　3　4　5　难 |

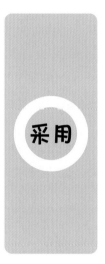

采用

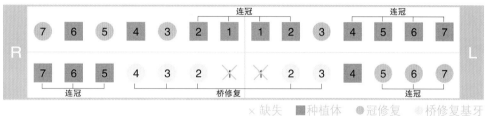

× 缺失　■ 种植体　◉ 冠修复　◉ 桥修复基牙

拔除无法保留的牙齿

戴用上颌过渡义齿

下颌牙列矫正

骨增量、种植治疗

牙周基础治疗，上颌可以保留的牙做根管治疗，无法保留的牙拔除，上颌即刻戴入过渡义齿，再次评估后，做牙周外科治疗（龈下内部环境整理）。其后，下颌做牙列矫正移动牙齿。

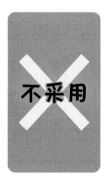

不采用

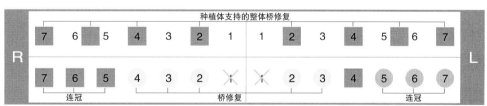

上颌所有牙齿都拔除或者保持缺失　　　× 缺失　■ 种植体　◉ 冠修复　◉ 桥修复基牙

本来，如果把上颌的余留牙全部拔除，做种植体支持的整体桥修复的话，术者、患者都会更轻松。但是患者不希望这样做，所以没有采用。

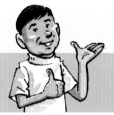

对患者进行的说明、沟通

● "请养成认真刷牙的习惯"。

● "不把所有的牙都拔掉的话，整体的状态就不会太好"。

● "复诊维护非常重要"。

● "即使治疗结束以后，在维护的过程中也有必须拔牙的可能性"。

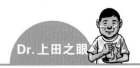

Dr.上田之眼

舌头的空间

舌头就是一个很大的肌肉块，固有口腔如果没有足够的空间，舌头就会挤压牙齿，而且还会有舌头后缩的可能，所以在咬合紊乱的病例中，为了确保固有口腔的空间，就必须将咬合高度抬起来。如果过低，舌头会被向后牵引，形成类似睡眠呼吸暂停综合征的状态。

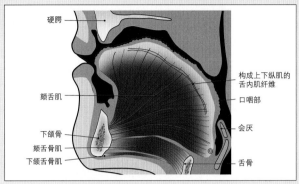

引用自文献32·Drake RL, Vogl AW, Mitchel AwM, Tibbitts RM, Richardson PE（2008）有改动

睡眠呼吸暂停综合征（Sleep Apnea Syndrome，SAS）

由于气道阻塞等原因，睡眠中数次呼吸停止的疾病。会出现打鼾，起床时头痛，白天犯困或有倦怠感等症状。另外，SAS也会引发高血压或脑卒中等循环系统疾病或糖尿病等并发症。这些都是下颌后退所引起的。

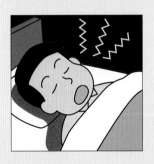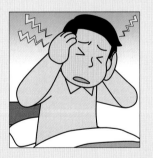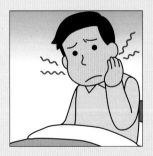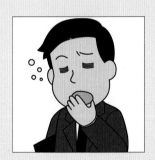

舌骨附近的肌肉

舌骨上附着各种各样的肌肉，下颌向后退缩联动舌骨使气道变窄。

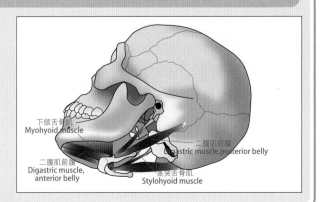

引用自文献3·井出吉信，中泽胜宏（1990）有改动

种植术前处置

临床要点

戴用临时过渡义齿时，要注意对做过牙周外科处置的天然牙进行充分缓冲，保持不受殆力。

① 牙周基础治疗

② 对可以保留的牙齿做根管治疗（上颌）

③ 拔除无法保留的牙齿 即刻临时义齿（上颌）

④ 再次评估

⑤ 牙周外科（龈下内部环境整理）

⑥ 牙齿正畸移动（下颌）

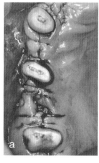
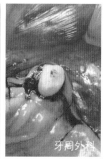

牙周外科

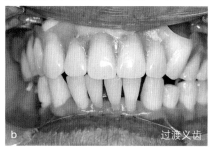

过渡义齿

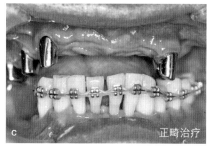

正畸治疗

图2a～c 在咬合关系完全丧失的病例中，一边使用覆盖义齿临时修复，一边做其他治疗最为合适。

用Simplant做3D模拟

临床要点

3D模拟图像可以让患者在视觉上更容易理解。

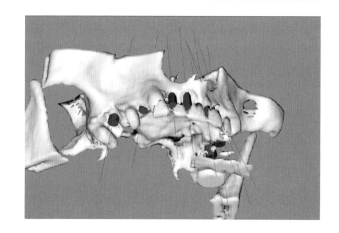

图3 重度牙周病例拔牙后剩余的牙槽骨往往都有明显吸收。所有区域都需要做骨增量。

上颌左侧后牙区：骨劈开+内提升

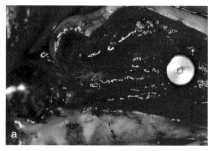

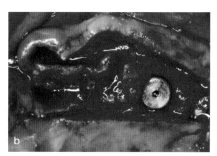

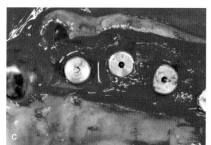

图4a～c 磨牙区进行内提升，在牙槽嵴狭窄的 5 4 区域，用骨劈开的方法做了骨增量。

治疗结束时

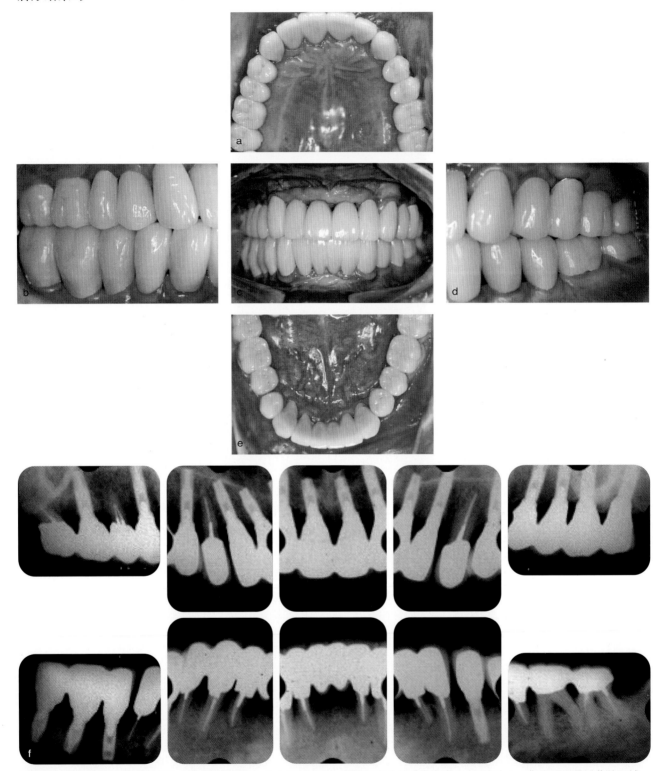

图5a ~ f 术后的口内照和X线片。咬合平面排齐，左右牙弓对称，获得了充分的咬合高度。在X线片上，存在明显骨吸收的区域，长期维护非常重要。

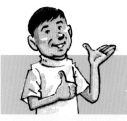

本病例的总结

由于要保留患有重度牙周病的牙，治疗变得复杂，术者和患者都很辛苦。现在，患者在其他医院进行复诊维护。

重度牙周病的病例中，由于牙齿的位置异常十分显著，矫正排齐很有必要，但因为其牙周组织丧失很多，美观上想做到完美是极其困难的。另外，这种病例的术后维护必须频繁进行。

推荐材料

Simplant（登士柏西诺德公司出品）
Simplant是一款治疗设计软件，可以为牙科医生提供更准确且预知性更高的外科操作。使用这款软件，牙科医生可以评估患者的解剖结构，确认未来修复体与种植体位置关系的合理性。另外，还可以将治疗计划更清晰地传达给助手、牙科技师以及患者，让所有人对计划方案所能得到的实际结果都有正确的理解。

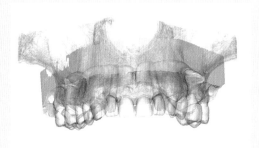

01 判断为需要拔除余留牙的病例

2001年的初诊病例
（Dr.上田42岁）

1983　　2001　　2018

| 患者的背景资料 | 患者 38岁，男性 | 初诊 2001年3月 | 主诉 牙齿松动无法吃饭 |

- 优秀的业务员。
- 难以相处，很严厉。
- 对医生的说明都认真地回答，希望"这次的治疗能彻底解决问题"。

初诊时

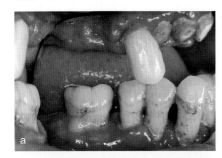
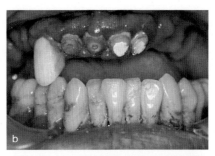
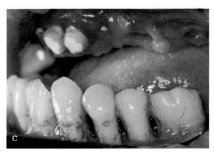

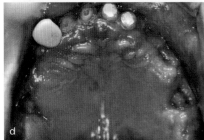
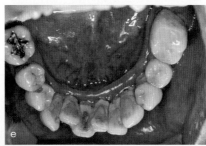

图1a~f　初诊时的口内照及X线片。全口牙龈严重红肿，由于重度的牙周病，所有牙都是无法保留的状态。从尖牙的位置关系看，现在是骨性Ⅲ类关系。

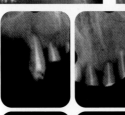
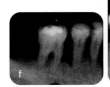
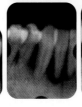
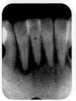

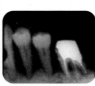

本病例要点

骨性Ⅲ类。上颌植入种植体，容易受到侧方的咬合负担。

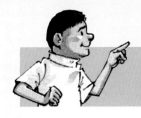

初诊时的考察：检查、诊断

由于重度的牙周病，所有牙都要拔除。骨性Ⅲ类的情况下，上颌植入种植体，容易受到侧方的咬合负担，所以计划采用活动义齿。而下颌计划植入种植体。拔除所有牙齿后，由于患者要求"想要尽早能咬东西"，下颌拔牙即刻植入了种植体。

本病例难易度 ▶ 上颌用活动义齿，下颌用种植体支持的整体桥修复来应对，但这是笔者第一个全牙列拔除后即刻种植、即刻负重的病例。

易 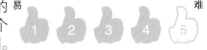 难

采用

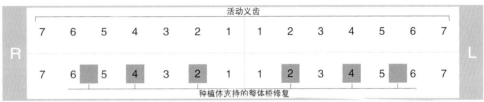

余留牙全部拔除　　　　　× 缺失　■ 种植体　● 冠修复　◎ 桥修复基牙

拔除上颌预后不良的牙齿

戴用过渡义齿

拔除下颌预后不良牙齿，种植治疗

制作修复装置

上颌进行种植修复，会因为种植体位置偏向腭侧而造成难以清洁的问题。

由于后期维护困难，非要种植也可以选择种植体支持的覆盖义齿。

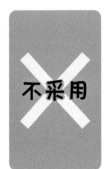

不采用

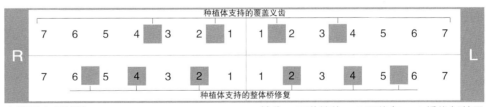

余留牙全部拔除　　　　　× 缺失　■ 种植体　● 冠修复　◎ 桥修复基牙

上颌也可以采用种植覆盖义齿，但感觉没有必要，因为用普通的活动义齿也可以应对，所以没有采用这个方案。

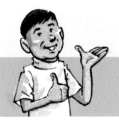

对患者进行的说明、沟通

● "牙周病很严重，牙齿必须全部拔掉"。

● "虽然您希望上下都做种植，但上颌用活动义齿会更放心"。

● "因为要拔牙，所以请认真进行复诊维护"。

用Simplant做术前诊断

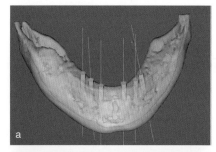
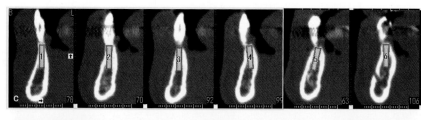
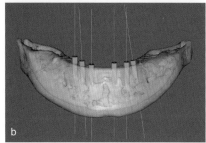
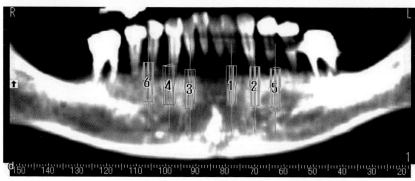

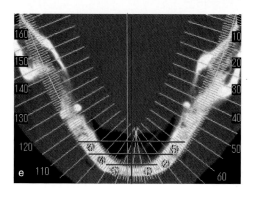

图2a~e　设计下颌6颗的种植计划。多少会有一些悬臂，但不会有什么问题。骨量还可以，距离下颌神经管也有足够的距离。设计的时候在下颌骨做一条中线，以左右均等的距离来进行种植设计（e）。

过渡义齿的制作

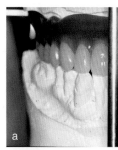
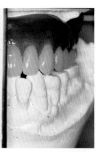
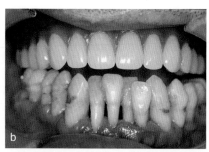

临床要点

过渡义齿破裂会导致种植失败，现在做会在过渡义齿中放入坚固的金属材料增加强度。

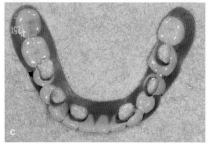
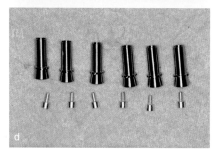

图3a~d　术前准备好上下颌的过渡义齿。按照上颌的平面，下颌过渡义齿戴入口内。

种植一期手术

即使是要拔除的牙齿，为了预防感染，也要进行洁治，尽量减少炎症。

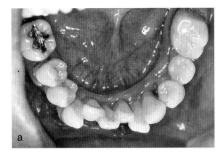
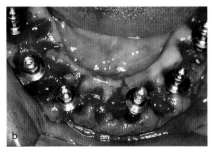
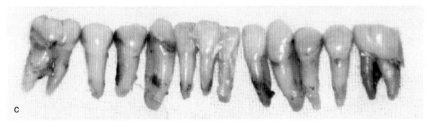

图4a～c 基础治疗结束时（a），种植体植入（b），拔除的12颗牙齿。

种植一期手术

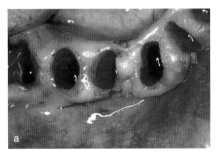
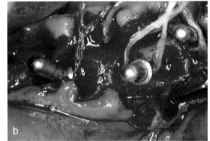

图5a、b 根据术前Simplant的信息和拔牙窝的位置，来决定植入位点。为了方便定位，左右分侧拔牙。另外，为了尽量清除炎症，拔牙前进行牙周基础治疗。

拔牙即刻种植、即刻负重

尽量清除肉芽组织，内部的结缔组织存在炎症，所以进行了修整（b），戴入临时修复体。

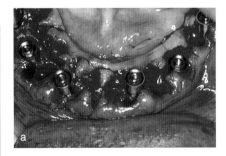
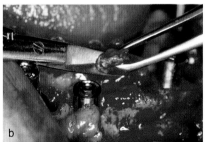
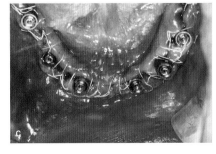
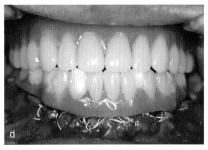

图6a～d 种植的植入，缝合，过渡义齿的戴牙。

取模

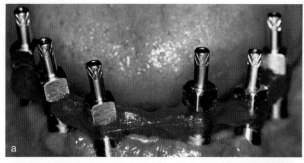

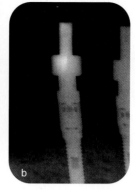

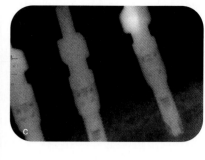

临床要点

为了确认取模杆就位，采用平行法拍摄X线片。

图7a～c　种植体的位置关系非常重要，所以印模要取得精确。用定型树脂将取模杆连接。拍摄X光片确认就位。

上部结构的再次制作

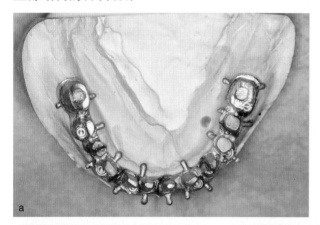

临床要点

当时使用的是金合金的上部结构，但要做到被动就位极为困难。

图8a～d　多次反复焊接。

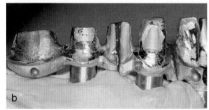

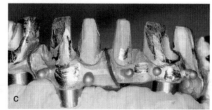

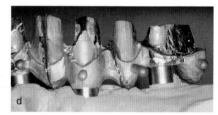

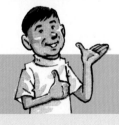

本病例的总结

　　本病例中，上颌做了活动义齿。

　　骨性Ⅲ类，由于上颌牙弓狭窄，下颌撞击会导致义齿难以稳定，在采用种植的时候，由于上颌修复体需要向颊侧延伸很多才能形成咬合，所以在种植前要做充分而慎重的检查、诊断。从保持固有口腔空间的角度来看，下颌做种植固定整体桥更有优势。本病例中，上颌由于各种原因做了活动义齿，但作为缺牙修复，这应该是最好的选择。

口内试戴和X线片确认就位

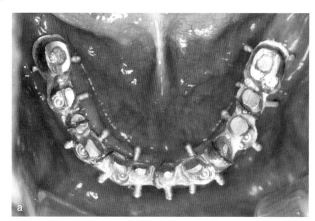

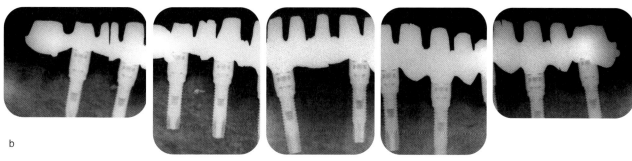

图9a、b　在X线片上确认就位。现在的话，用CAD/CAM制作上部结构可以实现被动就位。

术后口内照和X线片

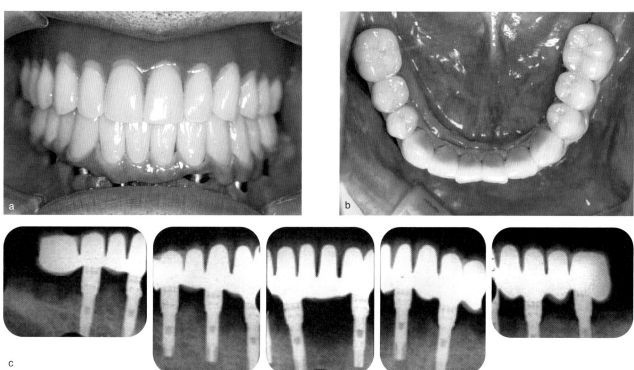

图10a~c　为了让义齿稳定，咬合模式做成了平衡殆。在X线片上种植体周骨组织基本稳定。

01 由于副功能导致牙根折裂的上颌无牙颌

2008年的初诊病例
（Dr.上田49岁）

1983 ————————— 2008 ————————— 2018

患者的背景资料 ▶ 患者 43岁，女性 | 初诊 2008年3月 | 主诉 希望牙齿排列变漂亮

- 职业是教师。
- 没有太多时间。
- 费用多花一些也没关系，但一定想要牙齿变得漂亮。

初诊时

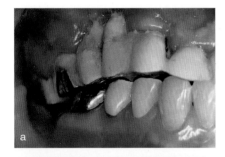 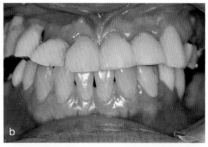 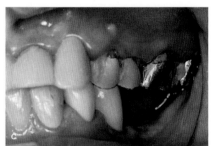

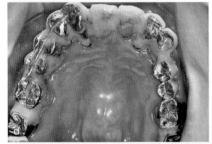 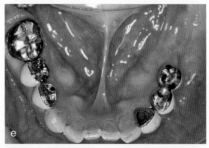 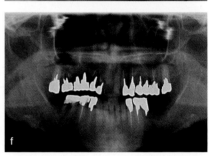

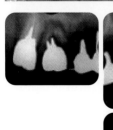 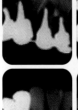 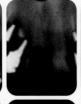 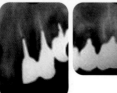 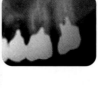

图1a~g 初诊时的口内照及X线片和全景片。没有看到牙周病引起的骨吸收，但很多牙都折断了。

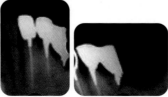

本病例要点

如何对应由于副功能造成的咬合紊乱。

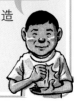

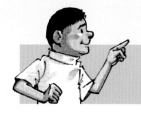

初诊时的考察：检查、诊断

上颌⌐1和7⌐7是可以保留的。但是为了做种植治疗，必须将所有余留牙都拔除。下颌5⌐4是可以保留的。看口内的话，全口牙周病的状态并不严重。

本病例难易度 ▶ 用种植来应对有副功能存在的病例。

易　　　　　　　　　　难
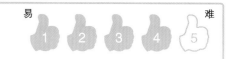

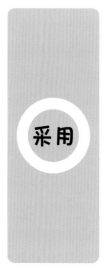

种植体支持的整体桥修复

	7	6	5	4	3	2	1	1	2	3	4	5	6	7	
R															L

上颌牙全部拔除　　　×缺失　■种植体　●冠修复　●桥修复基牙

拔除预后不良的牙齿

植入种植体

戴用过渡义齿

剩余的牙拔牙、修复

下颌拔除预后不良的牙齿之后，在左右两侧植入种植体，上颌保留⌐1和7⌐7，拔除其他牙齿后，戴用过渡义齿，内提升植入种植体。计划在上颌不负重的愈合期结束后，做二期手术时，再把支撑过渡义齿的⌐1和7⌐7拔除。

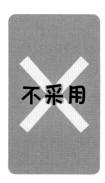

覆盖义齿

上颌牙全部拔除　　　×缺失　■种植体　●冠修复　●桥修复基牙

计划在上颌以⌐1和7⌐7作为基牙来做覆盖义齿。患者希望做种植，所以没有采用这个计划。

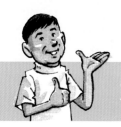

对患者进行的说明、沟通

● "上颌牙虽然进行过反复的治疗，但必须拔掉"。
● "希望做种植，必须要拔除上颌所有天然牙"。
● "还必须拔除两颗下颌牙"。

下颌双侧：种植体植入

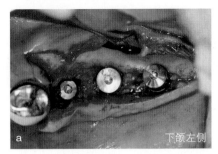 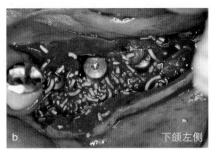 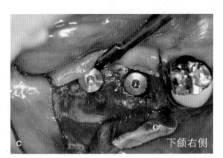

图2a~c 确认骨隆突。对骨不足的部分进行骨增量。

上颌窦提升

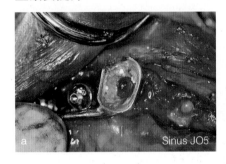 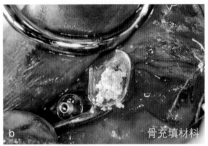

图3a、b 由于骨充填材料容易散掉，使用笔者自己设计的Sinus JO5（195页）进行填入。

上颌：种植体植入

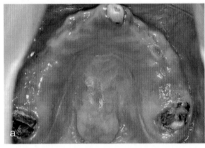 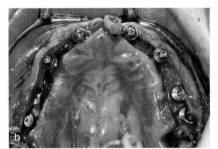 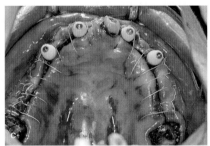

图4a~c 由于做了上颌窦提升，不能进行即刻负重。为了防止义齿下沉，将几颗余留天然牙保留到二期手术时。

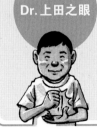

Dr.上田之眼

关于戴入活动义齿是种植体负重的问题

种植体植入后，戴入活动过渡义齿会对种植体造成负荷，所以必须做缓冲。过大殆力穿透义齿基托下的黏膜，可能会成为导致种植体失败的原因。因此，在本病例中，需要考虑利用推迟余留牙的拔除时间，来创造出不负重的愈合期间。

治疗结束时

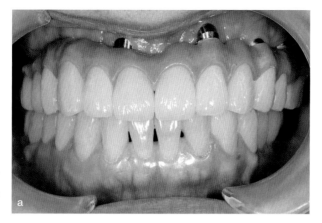

图5a ~ f 排齐咬合平面。对于
颊侧牙龈过渡区不方便刷洗的地
方，将基台露出来。

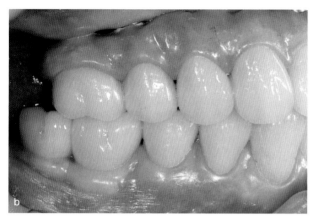

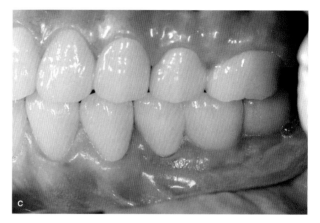

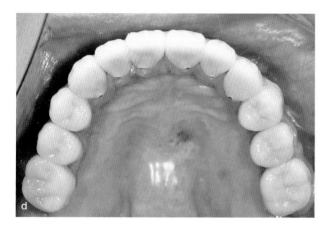

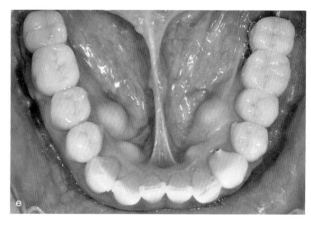

临床要点

在种植体穿龈的
部位，由于菌斑控制
不方便，所以将基台露出，
有利于维护。

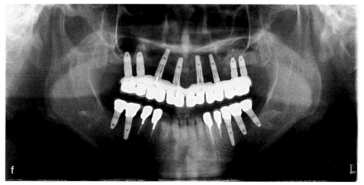

术后8年9个月（2018年3月）

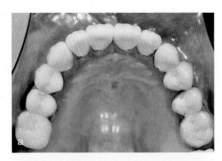

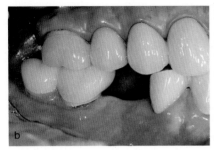
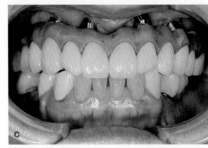
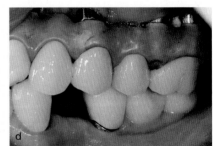

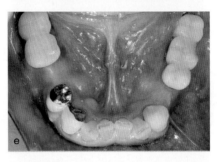

图6a ～ e　口内照可见菌斑控制不良。2|2由于副功能磨耗，形态改变。5|和4牙根折断被拔除。提议再次治疗，但患者现在很忙，正在调整就诊时间。

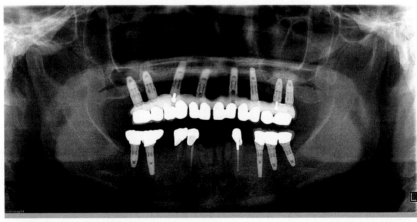

图7　全景片中，未见明显骨吸收，但有副功能的病例，还是比较担心。告诉患者4|很可能成为下一颗需要拔除的牙，一直提醒她注意自己的牙齿接触习惯。

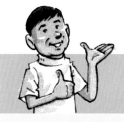

本病例的总结

　　所有的病例都以植入扭矩作为判断，扭力不够的不会做即刻负重。但即使是戴入过渡义齿，也可能是对种植体产生负荷，所以要做充分的缓冲。

　　本病例中，根据下颌隆突可以判断患者有副功能，但上颌还是做了全牙弓种植固定修复，导致下颌余留牙中又有两颗折断。再次证明副功能是很大的威胁。在本病例中上颌做缺牙修复的最佳选择应该是活动义齿。

推荐材料

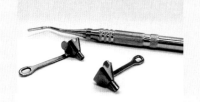

Sunus JO5。

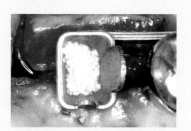

骨替代材料不会散落，干净地植入。

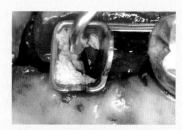

使用上颌窦骨提升器，将骨替代材料植入上颌窦。

Sinus JO5（福冈牙科商业公司出品）

Sinus JO5由两件工具组成。第一件是一个漏斗，另一件是一个棒状工具。漏斗可以放到种植窝洞中，让骨材料不会浪费，小棒两端被做成不同形状，一端是可以将材料运送到漏斗里的勺子形状，另一端是可以将漏斗里的材料填入上颌窦内的内提升器形状，但没有锥度。漏斗上部的近远中长度有7.5mm，可以容纳替代材料，再从直径2.8mm的尖端将材料推送出去。这样就可以防止骨材料到处散落。

另外，近中做成凸起形状，侧面做成凹陷形状，可以让勺子贴着漏斗输送替代材料，最大限度减少骨材料浪费。而且在颊侧还配有手柄，可以稳定把持。因此，漏斗有左侧和右侧两种。

02 咬合高度、固有口腔空间和发音障碍的问题
2006年的初诊病例
（Dr.上田47岁）

 1983　 2006　2018

患者的背景资料	患者 50岁，女性	初诊 2006年9月	主诉 牙齿松动，想要种牙

- 气场很柔弱，胆小的性格。
- 对于牙科治疗，能认真听方案，自己也会提出问题。

初诊时

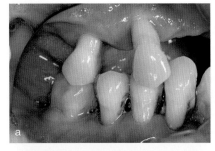
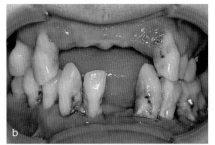
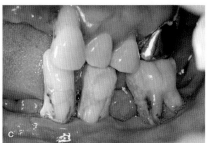

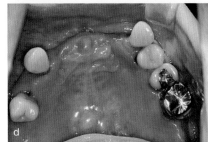
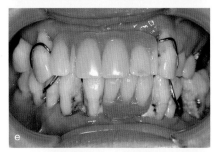
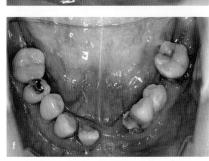

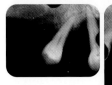
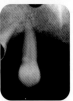
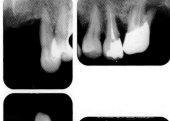
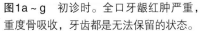

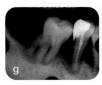
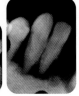
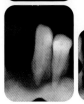
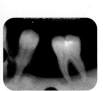

图1a～g 初诊时。全口牙龈红肿严重，重度骨吸收，牙齿都是无法保留的状态。

本病例要点

重度牙周病导致无牙颌病例的应对方法。

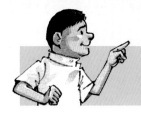

初诊时的考察：检查、诊断

重度牙周病，|4以外的所有牙齿均是无法保留的状态。将这些牙齿拔除。

接着再判断要做哪种修复（活动义齿还是种植）。

本病例难易度 ▶ 左侧下颌的骨吸收严重，种植难度大。

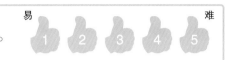

易 1 2 3 4 5 难

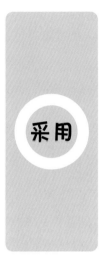
采用

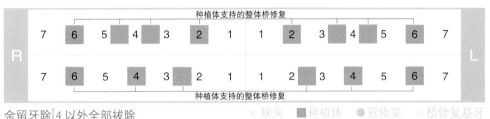

余留牙除|4以外全部拔除　　　　　×缺失　■种植体　●冠修复　◎桥修复基牙

拔牙

戴用过渡义齿

植入种植体

完成种植修复

将因为重度牙周病而无法保留的牙齿（|4除外）拔除，制作并戴用过渡义齿。计划下颌种植6颗种植体，上颌在上颌窦提升同期植入8颗种植体。上下颌即刻负重，植入手术时将|4拔除。整体桥上方的人工牙，考虑到后期维护的问题，计划做成粘接冠。

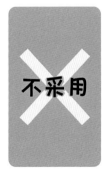
不采用

						套筒冠覆盖义齿				内冠			
7	6	5	4	3	2	1	1	2	3	4	5	6	7
7	6	5	4	3	2	1	1	2	3	4	5	6	7
						活动义齿							

余留牙除|4以外全部拔除　　　　　×缺失　■种植体　●冠修复　◎桥修复基牙

计划用|4做内冠，上颌做覆盖义齿。由于患者希望做种植，没有采用这个计划。

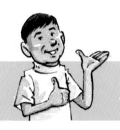

对患者进行的说明、沟通

- "所有的牙都要拔除"。
- "做种植，要分上下颌做2两次手术"。
- "因为没有牙会不方便，先做一副过渡义齿吧"。
- "拔牙的伤口愈合要等3~4个月，之后再做种植手术"。

术前全景片以及被拔除的下颌8颗牙齿

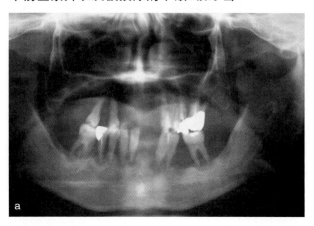

图2a、b 左侧下颌神经管到牙槽嵴顶只有6mm的距离。上颌也有做提升的必要。拔下来的牙齿根尖附近有牙石附着。

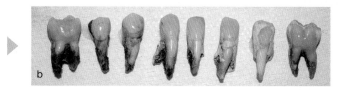

过渡义齿和放射导板

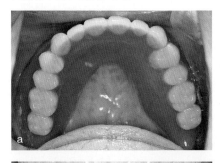
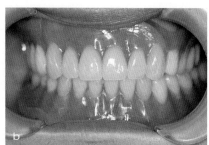
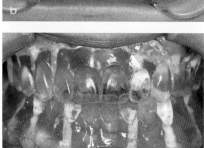

临床要点

即使是过渡义齿，也和最终修复有关，所以咬合平面、咬合高度、牙弓形态、切缘位置等都必须认真做好。d图是将过渡义齿复制做成放射导板义齿。

图3a~d 过渡义齿（a~c）和放射导板义齿（d）。

拔牙后的全景片

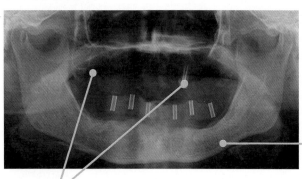

图4 拔牙后，可以看到有少量骨吸收。

要点

左下后牙区牙槽嵴顶距离下颌神经管距离不足（6mm左右）。

要点

骨吸收导致牙槽嵴顶到上颌窦底的距离不足。

计算机模拟

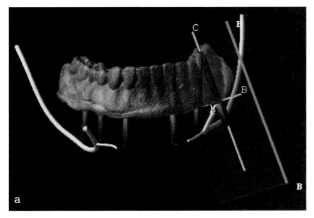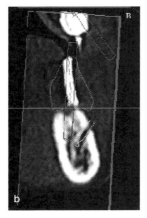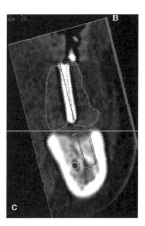

图5a～c　在下颌确认了相当于$\overline{6}$部位的颊侧骨量以及相当于$\overline{4}$部位的舌侧骨量。根据模拟的种植体情况，选择了短种植体慎重植入。

临床要点

在下颌的$\overline{4\,6}$，用导板将起始点标记好，之后，用球钻贴着皮质骨内侧慢慢地钻下去。现在可以插入方向指示杆，在术中用CBCT确认。

术前咬合面观

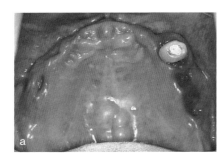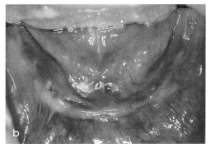

图6a、b　牙槽骨呈明显吸收的状态。

下颌：使用导板进行种植体植入

临床要点

绝对不能完全相信种植导板，所以即使用了导板，也必须记住导板并不一定能将种植体放入绝对准确的位置。

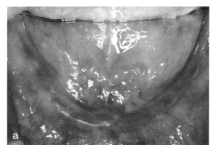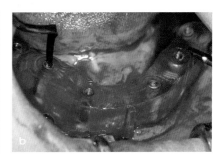

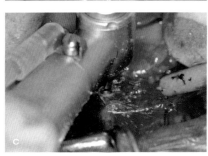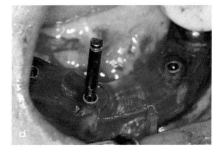

图7a～d　使用了骨支持式的外科导板，慎重地将种植体植入。

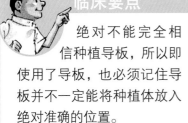

用临时修复体做即刻负重

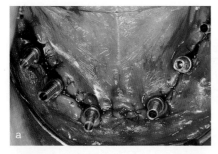
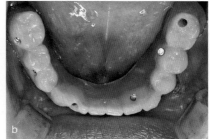

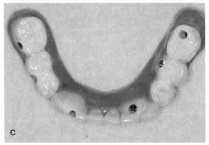
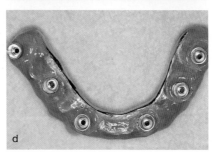

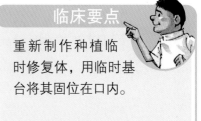

临床要点

重新制作种植临时修复体，用临时基台将其固位在口内。

图8a～d　临时修复体必须用金属支架加强。

上颌的治疗计划（软件模拟）

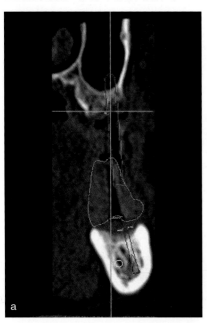
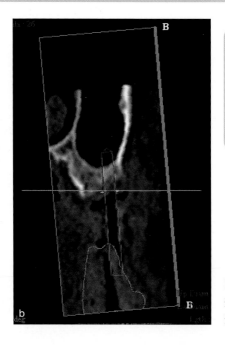

临床要点

上颌窦提升同期植入的种植体不能参与即刻负重。

图9a、b　上腭穹隆高的患者，上颌窦的颊舌向宽度较窄，预计可以有快速的骨形成。

临床要点

　　上颌窦内提升由于是一种盲视操作，如果很着急，没有慢慢提升，上颌窦膜可能会穿孔。

上颌：翻瓣植入种植体、即刻负重、戴用临时修复体

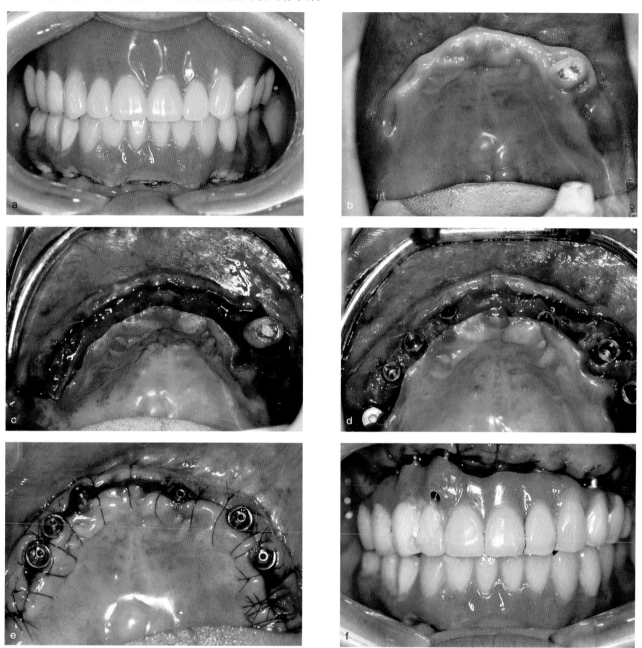

图10a~f 用眼睛确认骨的形态，将8颗种植体以自由手方式植入。这个时候拔除了⌊4。其后，戴入临时修复体。

临床要点

交代患者种植术后1个月左右是危险期，尽量不要吃硬的东西。

治疗过程：全景片

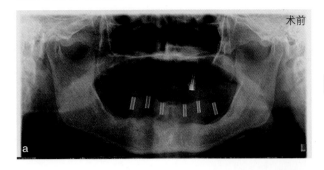

术前

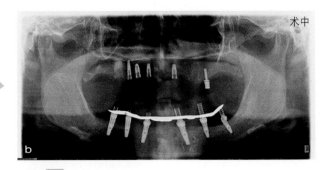

术中

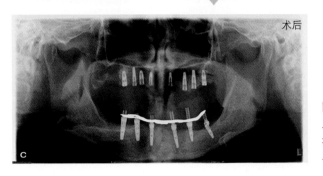

术后

图11a~c 植入的位置、方向及上颌窦提升的状态，在术中拍摄全景片来确认，谨慎进行手术。

取模

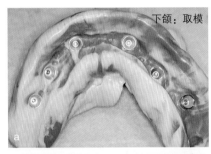

下颌：取模

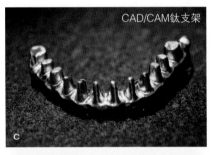

试戴

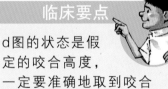

CAD/CAM钛支架

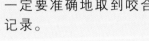

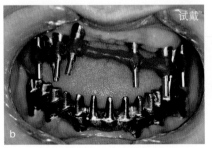

取咬合记录

临床要点

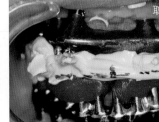

d图的状态是假定的咬合高度，一定要准确地取到咬合记录。

图12a~d 为了先做出钛支架，要确保种植体之间位置关系准确，用定型树脂连接固定各转移杆，上下分别取模。

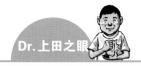

Dr. 上田之眼

咬合高度的评价

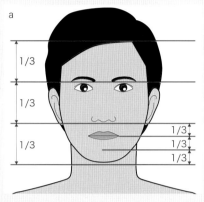

a

咬合高度的评价1
Patterson提出的面部垂直向平衡比例。

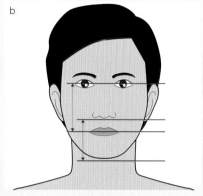

b

咬合高度的评价2
Willis法。瞳孔到口角的垂直距离和鼻下点到颏底的垂直距离相等。全口义齿的病例中经常使用。

咬合高度的评价方法除了以上两种之外，还有"侧位头影分析法"或"前牙牙冠长度决定法"等，不要只依赖一种方法决定咬合高度，综合几

种方法综合来判断效果更好。另外，笔者主要使用Willis法（引用自文献14·基托义齿修复诊疗指导原则）。

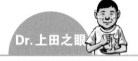

Dr. 上田之眼

腭位图分析（Palatogram Analysis）（腭位图的典型形状）

牙弓狭窄，做全口义齿或种植桥都会造成发音障碍。因此，需要认真考虑这些再来制作修复体。蓝色是发音时舌头会碰到的区域。

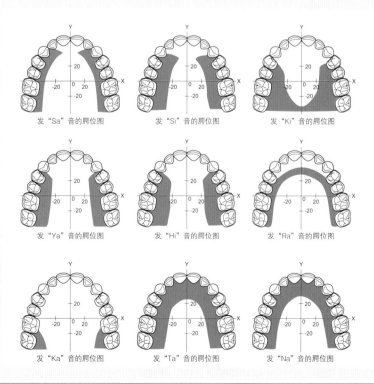

发"Sa"音的腭位图　　发"Si"音的腭位图　　发"Ki"音的腭位图

发"Ya"音的腭位图　　发"Hi"音的腭位图　　发"Ra"音的腭位图

发"Ka"音的腭位图　　发"Ta"音的腭位图　　发"Na"音的腭位图

引用自文献10·北村　彻（1992）/文献12·木村智宪，下尾嘉昭（2012），有改动

决定垂直向、水平向的下颌位

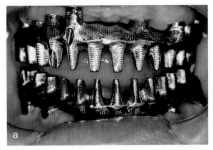 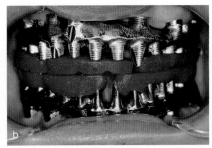 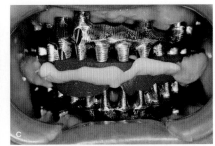

图13a～c   用定型树脂和Ramitec（聚醚类咬合记录硅橡胶）取得下颌位。这是非常重要的步骤，一定要非常慎重地进行。

咬合平面的矫正

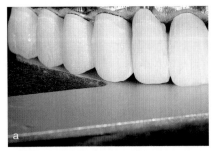 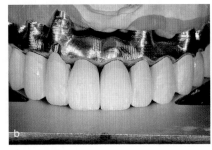 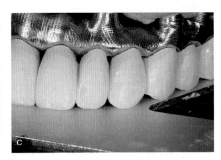

图14a～c   使用咬合平面板，对上部结构的咬合平面做矫正。

确认笑线

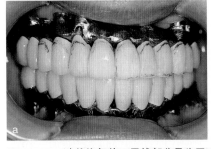 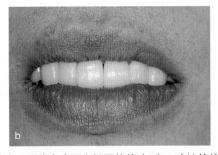 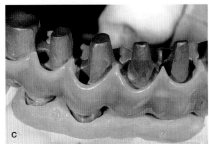

图15a～c   试戴修复体。黑线部分是为了决定牙颈缘高度而大概画的线（a），确认笑线，用硬树脂做牙龈部分（b）。

矫正咬合平面：构筑左右对称的牙弓

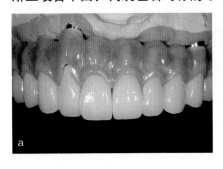 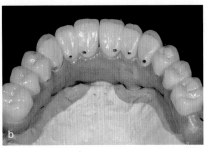

图16a、b   构筑左右对称的牙弓。

矫正Spee曲线

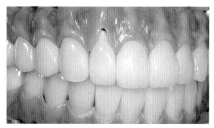
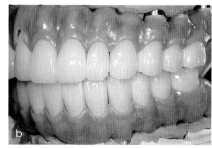

图17a、b 几乎没有弧度，像作直线一样去作咬合平面。如果作出Spee曲线弧度，两侧容易形成平衡殆。

上部构筑：粘接冠（Individual Crown，PFM）

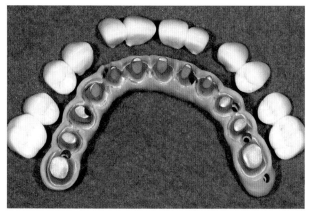

图18 考虑到人工牙发生问题的维护，做了粘接冠。

治疗后的口内正面照

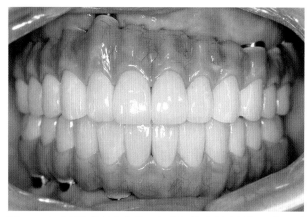

图19 完成后的最终修复体。牙颈部骨水平比较低，难以刷洗，索性将一部分基台露出。

治疗后的口内照、咬合面观、侧面观

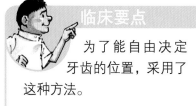

临床要点

为了能自由决定牙齿的位置，采用了这种方法。

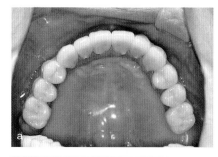
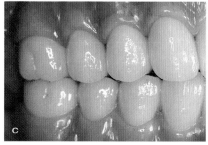
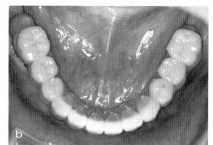
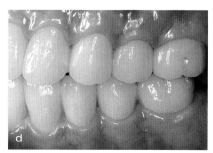

图20a～d 排齐咬合平面，像制作全口义齿那样，构建左右对称的牙弓。

术后侧位头影和全景片

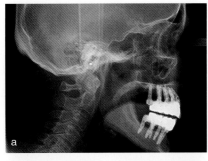
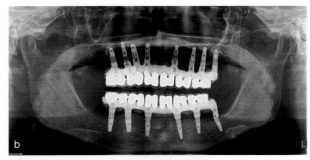

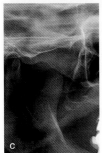
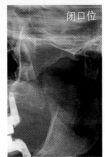
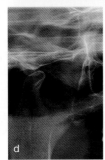
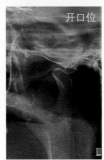

图21a~d　种植体分布均匀。另外，大张口时髁突越过关节结节，显示出充分的可动性。

Ricketts法面下1/3高度

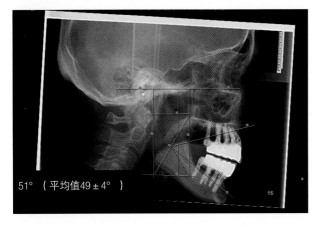

51°（平均值49±4°）

临床要点

由于会造成固有口腔狭窄，所以必须保证充分的咬合高度。

图22　维持了充分的咬合高度。

软件模拟和术后CT的比较

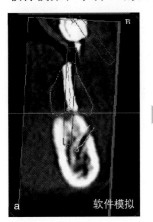
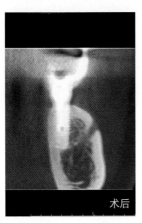
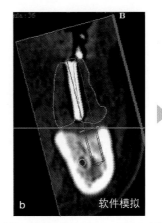
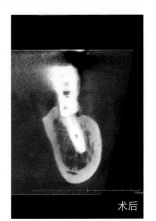

a　软件模拟　　术后　　b　软件模拟　　术后

图23a、b　4 6用球钻贴着皮质骨小心地植入了，不过6仍然是接近下颌神经管的状态。幸好患者没有症状。

术后9年7个月（2018年3月）

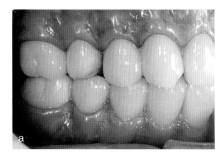
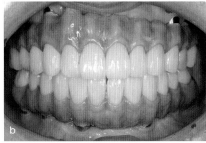
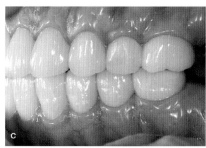
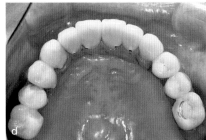
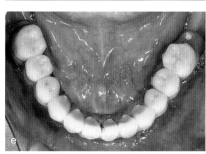

图24a～e 在口内照中可以看到有少量的修复体崩瓷了，但没有大的变化。现在也没有修理。

推荐材料

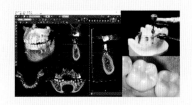

Landmark System（icat公司出品）
CT数据直接从软件中读取并模拟，其结果反映在手术导板上，会提供精度更高的手术。另外，本软件可以与CAD/CAM交互，将CT得到的数字化数据用于从蜡型制作到最终修复的每个种植治疗的环节，给医生以全方位的支援。

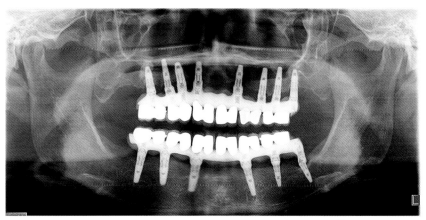

图25 种植体周组织非常稳定。上颌8颗、下颌6颗种植体做的固定桥从全景片上看也令人放心。

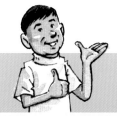

本病例的总结

重度牙周病导致的无牙颌患者，多数骨量不足，如果没有一定数量的种植体，牙冠和牙根的比率不好，会增加种植体负担。本病例中，上颌8颗、下颌6颗，将种植体平衡分布，可以期待良好的预后效果。

第 **4** 章

所有患者都想要良好的长期预后效果

1 为实现长期稳定的咬合重建

为了实现长期良好的预后效果，咬合稳定是必不可少的。为此，应该在合适的下颌位上，矫正咬合平面，构筑左右对称的、连续的马蹄形牙列。但要保持长期的咬合稳定是非常困难的。因为在治疗结束后，口腔内会出现很多术者预想不到的变化，由于不良习惯或生活中的压力，患者可能会出现副功能，这些情况在本书所介绍的各个病例的长期观察中大家都可以看到。

咬合重建之后，需要再次进行修复来改正的病例并不在少数，这本身不是很大的问题。修复治疗结束时是最好的状态，修复体某一天也要更换成新的，笔者同患者总是这样说明的："这就像是衣服穿旧了要换新的一样。"但牙齿的折断、颞下颌关节出现异常等，口颌系统中出现新问题的时候，就有必要从根本的修复设计上来重新改正，再次治疗的患者很多都会成为疑难病例。因此，笔者会将今后可能出现的问题，与治疗结束后的口内照和X线片等资料都打印出来，和患者说明后，交给患者保存。

对于表现出复杂多样病情的患者，要为了实现长期稳定而进行咬合重建，在检查、诊断阶段，尽量预见未来的风险因素是极为重要的。而且，要将这些风险因素逐个考量，必须一边预测未来可能发生的问题，一边去做治疗。另外，在包括牙和牙列、颞下颌关节、口周肌肉的口颌系统中，不能让一个地方过度承受负担，必须要以建立长期协调的口颌系统和神经肌肉体系为目标。

追求美学和功能上良好的咬合重建

1. Tooth / Implant
2. Periodontal tissue / Peri-implant tissue
3. Temporomandibular joint
4. Oral surrounding muscle

为了尽量不让口颌系统承受负担而有必要进行咬合重建。

为此，在适当的下颌位上，构筑平衡的咬合平面、牙列非常重要。

2　对于牙列不齐病例的长期稳定

在牙列不齐的病例中，切勿忽视咬合异常造成的颞下颌关节病和副功能。

也就是说，关注点不能只在牙列不齐这个症状，而是要将牙齿出现的磨耗、颞下颌关节的症状、咀嚼肌的痉挛等口颌系统出现的异常和副功能等风险因素全盘掌握，用全口牙列矫正的方法将牙齿排齐，在关节无负担、左右咀嚼肌平衡的位置，构建牙尖交错位，这样才能获得长期稳定。

另外，在颞下颌关节病中，会见到关节形态变化或关节盘位置异常甚至穿孔等症状，急性期还会出现功能时疼痛、无法张嘴等功能障碍，以及开闭口关节弹响或杂音等临床症状。这样的病例，需要进行咬合板治疗，配合下颌体操，去除咀嚼肌的痉挛，颞下颌关节的临床症状缓解后，寻找可以顺利做开闭口运动的颌位，在那个位置建立临时修复体的运动终末位，构建临时的牙尖交错位，当然，还需要从这个位置再次探索更理想的颌位。

3　对于牙周病病例的长期稳定

在牙周病病例中，存在很多风险因素。而且，由于牙槽骨吸收造成了支持组织的丧失，会出现伴有牙齿松动和咬合干扰的牙列不齐，咬合也不稳定，咬合重建难度很高。

对于复杂咬合重建的长期成功，必须要有患者的配合，首先要给他们充分的动机。先要做彻底的牙周基础治疗，再以牙周外科处置和牙列正畸的手段将龈下的内部环境、牙龈表面的外部环境整理干净，逐步过渡到使用临时修复体去探索功能与美学都合适的状态。但在中重度牙周病的情况下，很难完全控制牙齿的松动，从而获得稳定的咬合，所以要慎重决定最终修复体连接固定的范围。

另外，把牙齿连接固定的时候，两端的牙齿负担加重，容易引起问题，所以务必要将支持组织健全的牙齿放在两端。

4　对于多牙缺失病例的长期稳定

多牙缺失的病例中，从多数牙拔牙的原因出发就可以怀疑存在有严重的风险因素，另外由于口颌系统各种组织发生的异常，再加上下颌位垂直向、水平向的偏斜，要想构筑理想的咬合关系，而且还要将其长期保持是非常困难的。

作为治疗，首先要获得咬合支撑，要么是将余留牙保留做覆盖义齿，要么是用种植体做颌骨支持的桥。不管怎样，多牙缺失的病例，髁突变形、关节盘位置异常的情况很多，因此，可以认为不存在中心位了，有必要慎重地去决定新的下颌位。另外，多数病例中，咬合高度降低、固有口腔狭窄，治疗时还要把这些情况考虑进去。

不过，无论是覆盖义齿还是不需要骨增量的种植病例，由于不需要做牙列正畸，所以治疗过程本身相对容易。因此，从治疗难度来说，从低到高依次为多牙缺失、牙列不齐、牙周病。

5　复诊维护和患者的老龄化

口内意想不到的变化，无法预测何时出现的压力所造成的副功能等，有很多困难因素会阻碍咬合重建获得长期成功。因此，为了能及时应对不断变化的口腔情况，保持和患者的良好人际关系并进行无微不至的复诊维护非常重要。

而且，如维护持续时间很长，患者自己也不断老龄化，维护方法和再治疗时所选择的治疗方法也会跟着改变。也就是说，越老的患者越应该进行患者负担少的维护，即使有必要进行再治疗，也不应该做"积极的最好的治疗"，而是要综合患者的体力，全身状态，双膦酸盐类药物等用药情况等各种因素，选择现在最适合患者的个性化治疗方法。

推荐材料

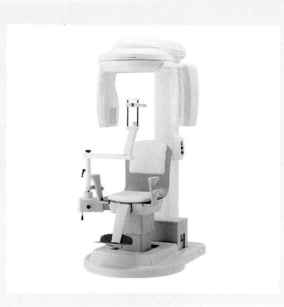

Fine cube（吉田制作所公司出品）

全景机大小的CT。小巧的设置空间，重量仅为390kg。

而且，能提供功能性和操作性俱佳的高精度3D影像。高清3D图像仅用鼠标就可以进行自由旋转，扩大缩小，调整对比度和颜色，切换显示软硬组织，剪切，距离计算等一系列操作。

另外，还可以选择拍摄范围。可以选择"标准""高解析度"的2种拍摄范围（FOV）以及"标准""高清""快速"等3种拍摄模式。

简单的定位系统。只要按照指引画面指示就可以通过简单操作拍摄出正确的影像。视频影像和拍摄范围是联动的，所以可以看着显示器将患者引导到正确的位置上。

参考文献

[1] 五十嵐順正，榎本紘昭，筒井昌秀，寺西邦彦，川島　哲．インプラント時代のパーシャルデンチャーを考える．the Quintessence 2000；19(8)：84-109.

[2] 井出吉信，阿部伸一，上松博子，坂　英樹，御手洗　智．人体解剖学2　筋学(頭頸部)＜改訂第2版＞．東京：わかば出版，2001.

[3] 井出吉信，中沢勝宏．顎関節　機能解剖図譜．東京：クインテッセンス出版，1990：57.

[4] 今井一彰．自律神経を整えて病気を治す！　口の体操「あいうべ」．東京：マキノ出版，2015.

[5] 上田秀朗．1時間で読めて30年使える　歯科臨床の7つのツボ―100選―．東京：クインテッセンス出版，2008.

[6] 上田秀朗．続・1時間で読めて30年使える　歯科臨床の7つのツボ＋100選．東京：クインテッセンス出版，2010.

[7] 上田秀朗,甲斐康晴(監修),北九州歯学研究会若若手会(著)．30症例で学ぶ　エックス線診断を100%臨床で活用するには―う蝕、根尖病変、歯周病の読み方と治療方針―．東京：クインテッセンス出版，2010.

[8] 上田秀朗・木村英生．Reliable Dentistry Step2．限局矯正・審美修復・インプラント・総義歯．東京：医歯薬出版，2011；59.

[9] 小野善弘，畠山善行，宮本泰和，松井徳雄．コンセプトをもった予知性の高い歯周外科処置．東京：クインテッセンス出版，2001.

[10] 北村　徹．パラトグラムを利用して義歯の発音障害を改善した症例．臨床歯報 1992；18：65-76.

[11] 城戸寛史，榊　恭範，上田秀朗，白石和仁，大村祐進．中間欠損における補綴設計のディシジョンメーキング．Quintessence DENT Implantol 2000；9(1)：77-85.

[12] 木村智憲，下尾嘉昭．All-on-4 Concept　第13回：All-on-4の偶発症について．インプラントジャーナル 2012；13(3)：119-129.

[13] 佐藤直志．インプラント周囲のティッシュマネージメント．東京：クインテッセンス出版，2001.

[14] 社団法人日本補綴歯科学会有床義歯補綴診療のガイドライン作成委員会(編)．有床義歯補綴診療のガイドライン(2009改訂版)．社団法人日本補綴歯科学会；2009.

[15] 下川公一．インプラント治療と残存天然歯．Quintessence DENT Implantol 2000；7(5)：26-38.

[16] 下川公一．動画で理解！Dr．下川の咬合治療とその概念　第1回　私の考える理想下顎位(咬合)の定義と咬合治療．the Quintessence 2015；96-104.

[17] 杉田龍士郎．中心位　を「単一の定義」へ～米国補綴学会の新たな一歩～．WHIT CROSS 2016.10.08.

[18] 土屋賢司．イラストレイテッド　歯冠修復　アドバンステクニック　―ハンズオンで学ぶ製作ステップの勘所：天然歯＆インプラント―．東京：クインテッセンス出版，2011.

[19] 筒井照子，西林　滋，小川晴也．態癖―力のコントロール．東京：クインテッセンス出版，2010.

[20] 筒井照子，筒井祐介．包括歯科臨床Ⅱ　顎口腔機能の診断

[21] 筒井昌秀．イラストで見る筒井昌秀の臨床テクニック．東京：クインテッセンス出版，2004.

[22] 筒井昌秀，筒井照子．包括歯科臨床．東京：クインテッセンス出版，2003.

[23] 筒井昌秀，筒井照子．包括歯科臨床・その理論と実際4．補綴臨床 1996；29(3)：359-390.

[24] 筒井昌秀，筒井照子．包括歯科臨床・その理論と実際6．補綴臨床 1997；30(2)：155-180.

[25] 中原　泉(編集代表)．新常用歯科辞典＜第3版＞．東京：医歯薬出版，1999.

[26] 夏堀礼二．長期症例に学ぶ――その治療は果たして適正であったか？　歯周補綴後12年経過症例に学ぶ．the Quintessence 2012；31(7)：100-113.

[27] 堀内克啓．インプラント外科　基本手技と自家骨移植のポイント．東京：クインテッセンス出版，2010.

[28] 山﨑長郎．審美修復治療．東京：クインテッセンス出版，1999.

[29] 山下恒彦．Focus on Digital Dentistry　Redirecting Screw Channel Position―最新デジタル技術で覚醒するスクリューリテインの可能性―．QDT 2017；42(1)：104-117.

[30] Robert.L.Lee(著)，河野正司(訳)．アンテリアーガイダンス3．東京：東京歯材社，1984.

[31] Dahlin C, Andersson L, Linde A. Bone augmentation at fenestrated implants by an osteopromotive membrane technique. A controlled clinical study. Clin Oral Implants Res 1991；2(4)：159-165.

[32] Drake RL, Vogl AW, Mitchel AWM, Tibbitts RM, Richardson PE. Gray's Atras of Anatomy. Philadelphia：Churchill Livingstone/Elsevier, 2008：504.

[33] Hermann JS, Buser D, Schenk RK, Higginbottom FL, Cochran DL. Biologic width around titanium implants. A physiologically formed and stable dimension over time. Clin Oral Implants Res 2000；11(1)：1-11.

[34] Jovanovic SA, Spiekermann H, Richter EJ. Bone regeneration around titanium dental implants in dehisced defect sites：a clinical study. Int J Oral Maxillofac Implants 1992；7(2)：233-245.

[35] Lindhe J, Berglundh T. The interface between the mucosa and the implant. Periodontol 2000 1998；17：47-54.

[36] Nevins M, Mellonig JT. Enhancement of the damaged edentulous ridge to receive dental implants：a combination of allograft and the GORE-TEX membrane. Int J Periodontics Restorative Dent 1992；12(2)：96-111.

[37] Simion M, Baldoni M, Zaffe D. Jawbone enlargement using immediate implant placement associated with a split-crest technique and guided tissue regeneration. Int J Periodontics Restorative Dent 1992；12(6)：462-473.

结　语

　　作为一个牙科医生自己开业，今年已经是第32个年头了。开业当时正是日本的泡沫经济鼎盛时期，有牙科医师执照，瞬间就能从银行里融到资，所以不到30岁的院长不断涌现。日本的景气高速上升，日经指数超过3万日元，牙科医生不需要特别辛苦就可以获得经营上的稳定。而且，患者的要求也和今天不同，当时非常低，根本没有会抱怨的患者，牙科医生都是在没有压力的情况下进行诊疗，可以说牙科业界也迎接者自己的泡沫时代。

　　然而，笔者当时就预计这种时代不会长期持续，总有落幕的一天，所以探索了作为牙科医生应该有的生存方式。牙科医生的本职就是帮助"患者可以自由地进行舒适的饮食活动"，为此，重要的是不断打磨自己的技术和知识，日复一日地持续努力。当然，这些都是因为遇到了恩师一般的河原英雄医生、下川公一医生、筒井昌秀医生，自己正是受到他们的影响才一步步走到今天。

　　笔者常常祈愿日本牙科业界能越来越好。为此，牙科医生应该保持危机感，改变自己的观念的同时，掌握过硬的技术，来回应民众的需求。因此，年轻的医生们应该认真学习。当然，不是说要一下子去学高难的技术或最新的概念，重视基础治疗、切实提高基础水平才是正道。另外，美国那种治疗方法也很不错，但如果你想像他们那样通过专科来做口腔诊疗，就必须先摸清日本这样以保险为基础的牙科治疗目标和生存环境，不然所有的努力都会半途而废，不了了之。

　　通过本书展示的病例可以看出，在患者口内有需要做咬合重建的大问题时，由于修复体的破损、牙根的折断、牙周组织的变化等，很多病例只能通过彻底的重新治疗来恢复咬合。因此，必须要掌握患者的个性，明确责任所在，真诚对待患者并持续进行维护。

　　作为牙科的医疗人员就应该不断学习牙科的知识和技术，并将其应用到临床实践，但能在多大程度上认真做到这一点，各位都需要扪心自问。如果抱有这样职业精神的牙科医生不断增加，牙科业界将会变得更有魅力吧。

　　最后，希望本书能给年轻的牙科医生们明天的诊疗带来一些帮助。

上田 秀朗

2018年5月

著者简历

上田秀朗（うえだ　ひであき）

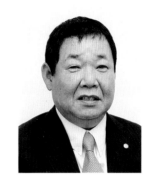

1983年　福岡歯科大学卒業
1987年　北九州市小倉南区にてうえだ歯科開院
2007年　北九州市小倉北区に移転
2010年　福岡歯科大学臨床教授就任
2014年　USC（南カリフォルニア大学歯学部）客員教授
2017年　日本顎咬合学会理事長就任

所属団体
・北九州歯学研究会会員
・JACD 前会長
・日本審美歯科協会会員
・咬合療法研究会会員
・日本顎咬合学会　指導医・理事長
・日本口腔インプラント学会　専門医・指導医・代議員
・日本歯科審美学会会員
・Osseointegration Study Club Of Japan 元会長
・上田塾主宰
・アメリカ歯周病学会会員（AAP）
・アメリカインプラント学会会員（AO）
・日本包括歯科臨床学会前会長

译者简历

吴松涛

齿学博士 主治医师
东京医科齿科大学 种植与口腔再生医学 博士
吉林大学口腔医学院 本硕连读七年制 种植硕士

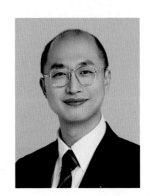

· 日本文部科学省奖学金获得者
· 当代国际口腔医学会（iACD）国际区域主管
· 中华口腔医学会种植专业委员会会员
· 中日医学科技交流协会 口腔分会委员
· 国际口腔种植学会（ITI）会员
· 国际种植牙专科医师学会（ICOI）会员
· 欧洲骨结合协会（EAO）会员
· 骨结合协会（AO）会员

周茂强

副主任医师
维也纳大学牙医学院 硕士研究生

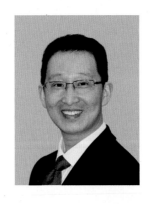

· 上海交通大学医学院附属第九人民医院口腔外科
  （颞下颌关节方向）进修
· 上海交通大学医学院附属第九人民医院正颌外科
  正颌外科精品学习班学习
· 世界正畸联盟（WFO）会员
· 中华口腔医学会口腔正畸专科会员
· 中华口腔医学会口腔颞下颌关节与𬌗学专科会员
· RW（Roth-Williams）功能𬌗正畸课程研修
· 美国Dawson学院𬌗学研修
· VieSID跨学科咬合重建𬌗学课程研修
· Sato颅面功能正畸课程研修
· 荷兰阿姆斯特丹 数字化咬合重建课程
· 法国蒙彼利埃 数字化咬合重建课程